食用贝类与营养

——专家教您食海鲜

于瑞海 曲学存 马培振 编著

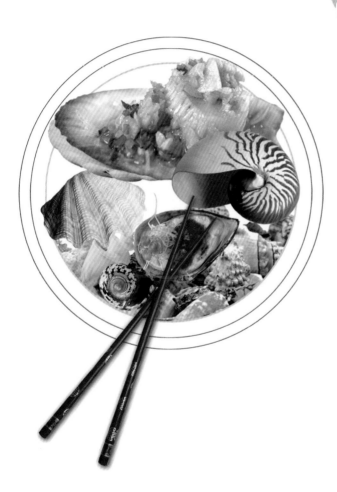

中国农业科学技术出版社

图书在版编目（CIP）数据

食用贝类与营养——专家教您食海鲜 / 于瑞海，曲学存，马培振编著. — 北京：中国农业科学技术出版社，2015.7

ISBN 978-7-5116-1904-4

Ⅰ.①贝… Ⅱ.①于… ②曲… ③马… Ⅲ.①贝类 – 食品营养②贝类 – 食物养生 Ⅳ.①R151.3②R247.1

中国版本图书馆CIP数据核字（2014）第271191号

责任编辑　张孝安
责任校对　贾晓红
出 版 者　中国农业科学技术出版社
　　　　　北京市中关村南大街12号　邮编：100081
电　　话　（010）82109708（编辑室）
　　　　　（010）82109702（发行部）
　　　　　（010）82109709（读者服务部）
传　　真　（010）82106650
网　　址　http://www.castp.cn
经 销 商　各地新华书店
印 刷 者　北京画中画印刷有限公司
开　　本　710mm×1 000mm　1/16
印　　张　9.375
字　　数　150千字
版　　次　2015年7月第1版　2015年7月第1次印刷
定　　价　38.00元

前　言
PREFACE

　　贝类是海鲜大家族中种类最多、产量最大的一个门类。贝类大多生活在近岸的滩涂与浅海水域，分布范围广，数量多，在我国沿海城乡市场上一年四季都能购买到。说到餐桌上的美味佳肴，贝类因味道鲜美、营养丰富、价格低廉、是必不可少的海鲜品。

　　在物质文化快速发展的今天，我们吃贝的种类和数量在不断增加，但我们对贝类的认识却相对匮乏。贝类的营养成分及保健功能有哪些？怎样吃贝类更合理？怎样选购海鲜贝类？吃贝又有哪些禁忌？作者以专业、严谨的态度，通过大众化的语言，向您介绍贝类营养及保健的相关知识，为您解答贝类功能与禁忌的相关疑惑。

　　全书共分六章。第一章，可食贝类知多少？普及贝类知识，让读者全方位认识贝类。第二章，贝类的营养与功能。主要介绍贝类的基本营养成分和功能营养成分，由贝类生产的保健品。第三章，贝类的养生与保健功能。本章针对不同消费群体，介绍相应贝类的养生与保健功能，吃贝的益处。第四章，贝类怎么吃更科学合理。主要介绍如何选购贝类以及怎样处理，食用贝类的禁忌，贝类的烹饪技巧，倡导科学食用贝类，贝类各种干制品的选购和发制。第五章，贝类的饮食文化。主要介绍贝类食用的季节和部位，贝类的历史文化以及贝类明星。第六章，贝类的消费特点。主要介绍了贝类餐桌上各种贝类吃法，贝类的加工产品，烹调时注意问题，食用时注意问题等。

　　如何科学吃贝、健康吃贝，这既是我们一直以来追求的目标，也是大众最为关心的焦点所在。作为专业研究贝类的水产科学工作者，我们希望通过使用通俗易懂的语言和独特稀有的图片，将有关贝类的知识详细而全面地介绍给读者，为您解惑答疑。我们相信通过阅读本书，您一定会对如何食用贝类有一个全方位的认识，并对食用贝类过程中出现的问题会有更加深入的了解。

　　由于编写仓促及编者水平有限，难免出现不妥之处，恳请读者给予批评指正。

作　者

2014年10月

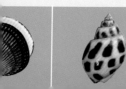

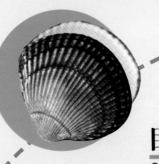

目 录
CONTENTS

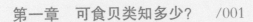

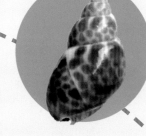

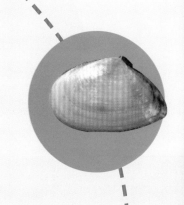

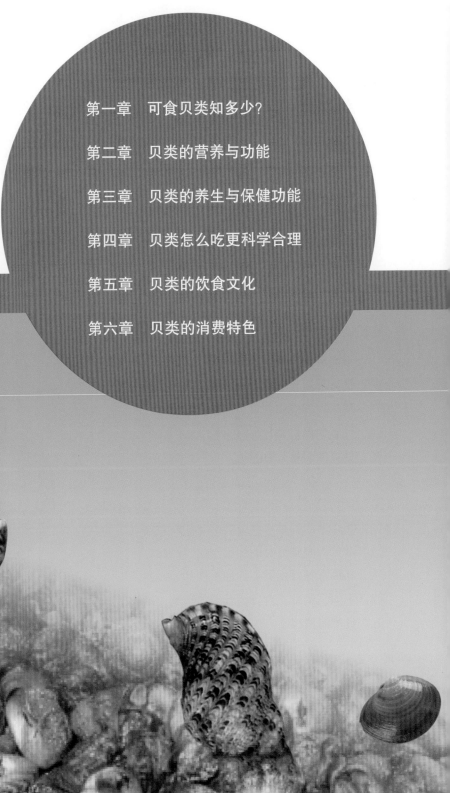

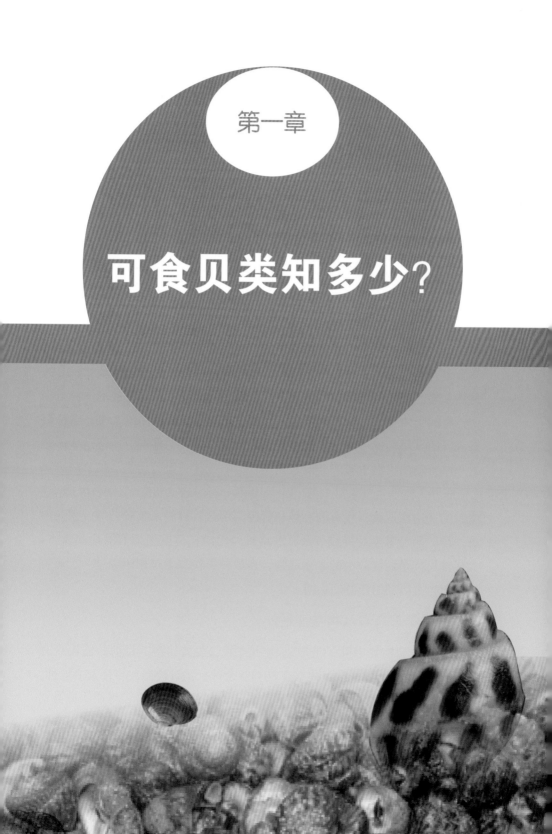

第一章

可食贝类知多少？

一、什么是贝类及其分类

贝类又称软体动物，因为这类动物大多数具有贝壳，所以称为贝类；又因为这类动物的身体柔软不分节，所以又称为软体动物。

贝类是人们较爱食用的水生动物，在此书中我们将向读者详细介绍相关贝类种类，告诉各位读者贝类的真实形态。

1. 贝类种类有哪些？

贝类的种类繁多，由于生活方式与生活环境千变万化，从外表上看，其形态差别也很大：有的身体扁平，有的身体高耸，有的呈螺旋状；有的身体柔软、细长似蠕虫，有的身上长满棘刺像珊瑚，有的身披铠甲像圣斗士；有的个体很大，有的则很小；有的色彩绚丽，有的暗淡无光；这些形态各异的贝类构成了海洋生物世界中最美丽、迷人的那部分。但这些形态上千差万别的贝类也有着共同之处，它们的身体一般分为头、足、内脏块3个部分，体外包被着外套膜和由外套膜分泌形成的贝壳；体腔由于结缔组织的发达而退化，仅有围心腔和肾腔两部分；神经系统较低等，主要由脑、足、侧、脏4对神经节及其联络神经组成；口腔里面有颚片和齿舌；大多数贝类是用鳃呼吸的水生动物，多数种类在发生过程中经过一个短暂的、能自由活动的浮游幼虫期。

2. 贝类形态和结构特征是什么？

贝类是动物界中除了节肢动物外的第二大类动物，目前，已发现有115 000多种，其中，现生种类有80 000余种，化石种类大约有35 000种。

这些贝类根据形态结构的不同，有无贝壳及贝壳多少，将这些贝类划分为7个纲，即无板纲、多板纲、单板纲、双壳（瓣鳃）纲、掘足纲、腹足纲和头足纲。

（1）无板纲类

这类贝类约有 100 多种，身体呈蠕虫状，头部不明显，无触角和头眼，体外也没有贝壳，但外套膜很发达，能完全包被身体；足退化或消失，借身体蠕动来运动。

（2）多板纲类

这类贝类有 600 多种，身体椭圆形，背腹扁平；头部没有触角和头眼；贝壳由 8 块壳板组成，尽管贝壳数目较多，但仍不能完全遮盖背部；足部很发达，几乎占据了整个腹面。

（3）单板纲类

这类贝类种类最少，目前，仅发现有 8 种，其主要特征是体外具有 1 个帽状的贝壳，肌肉分节，外套沟中有 5 对鳃，神经系统简单。

（4）双壳（瓣鳃）纲类

这类贝类已发现 15 000 余种，其中，现生种约 10 000 种。这些贝类身体由内脏块、足和外套膜 3 部分组成。头部退化，足呈斧刃状，身体左右侧扁，两片外套膜披挂在左右两侧；外被两片贝壳。

（5）掘足纲类

这类贝类有 200 多种，身体两侧对称，头部不明显，体外被有微弯曲的管状贝壳；循环系统极端退化，无心耳，无围心腔，也无血管，仅有心室和血窦。

（6）腹足纲类

这类贝类种类最多，有 80 000 多种，这类动物身体明显分为头、足、内脏块 3 部分，头部发达，具触角和头眼；足部发达，足底宽广，形成蹠面；通常具 1 个螺旋形的贝壳，内脏块也常因螺旋而表现为左右不对称，一侧的器官常退化或消失。

（7）头足纲类

这类贝类约有 20 000 种，但绝大多数已灭绝，成为化石种类，现生种类仅 500 余种。头足类的身体分为头部、胴部和足部。头部和足部都很发达，头的两侧各有 1 个发达的眼睛；足特化为环列与口周围的腕和运动器官漏斗；原始种类有 1 个螺旋形的外壳，进化种类则形成内壳或者退化。

在这些种类繁多的贝类中，除双壳（瓣鳃）纲和腹足纲中有少部分种类生活在淡水（腹足类中也有少数陆生种类）外，其余绝大多数种类都以海洋为家，生活在神秘多彩的海洋世界里。

二、贝类有哪些生活类群？

生活在海洋中的贝类动物，由于海洋环境因子像水温、盐度、水质、潮汐、海流、底质和饵料等千变万化，贝类为了生存下去就必须适应环境的变化，因而形成了不同生活型的类群，生活习性千差万别。

1. 在不同的生态环境下贝类特有的生活方式

贝类从生活方式来分，主要有游泳型、浮游型、匍匐型、埋栖型、固着型、附着型、凿穴寄生型。

（1）游泳型贝类

身体一般呈流线型或纺锤型，具鳍，能抵抗波浪和海流的阻力而自由游动，如乌贼和鱿鱼，以漏斗喷水运动，速度很快，能够追逐轮船。

（2）浮游型贝类

不能抵抗海流和波浪的冲击，只能随波逐流，到处漂游，如贝类的幼虫、腹足类中的异足类，被壳翼足类、裸体翼足类等。

（3）匍匐型贝类

一般足部发达，利用发达的足在岩石表面或泥、砂滩及海藻上匍匐生活，多见于腹足类和多板类动物。

（4）埋栖型贝类

也多见于双壳类，利用斧刃状的足挖掘泥沙而营底栖生活。

（5）固着型贝类

常见有腹足类的蛇螺和双壳类的牡蛎、海菊蛤、猿头蛤等，用贝壳固着在岩石或其他物体上生活，一旦固着下来，终生不再移动位置。

（6）附着型的贝类

见于双壳类，如扇贝、贻贝、珍珠贝等，足部退化，但有发达的足丝，借足丝附着在外物上生活，当环境不适时，可切断足丝，稍做移动重新附着。

（7）凿穴生活型贝类

专凿岩石、珊瑚礁、木材和其他动物贝壳而穴居，如船蛆专在木材上凿穴，而海笋等则在珊瑚礁上凿穴而居。腹足类的内壳螺、内寄螺和瓣鳃类的内寄蛤等，则常在棘皮动物内过寄生生活。

2. 贝类种群分布

主要分布在海洋中，有极少部分种群生活在淡水湖泊中。

（1）贝类繁殖方式也因品种而异

大部分前鳃类是雌雄异体，其通过交配受精，或是将精子和卵子分别排放水中等受精；后鳃类和全部肺螺类均是雌雄同体，其两个个体互相受精。

（2）贝类成熟周期

有一类品种一周年即达到性成熟，寿命仅为 1 年；另一类品种寿命较长，少则十几年；多则可达几十年，甚至上百年。

贝类小知识

珍贵的活化石：鹦鹉螺。鹦鹉螺属于国家一级保护动物，主要分布在西南太平洋热带海区。鹦鹉螺已经在地球上经历了数亿年的演变，但外形、习性等变化很小，可谓"活化石"，在研究生物进化和古生物学等方面有很高的价值。鹦鹉螺贝壳美丽，构造独特，在海洋工艺品市场非常抢手。根据《中华人民共和国水生野生动物保护法》规定，鹦鹉螺属于国家一级保护动物，出售每只鹦鹉螺需向国家交 3 万元资源保护费，同时需经农业部批准，但各地非法经营鹦鹉螺的行为却屡禁不止。

三、贝类以什么为食

1. 贝类吃什么生活？

贝类的食物种类很多，很复杂，被称为海洋环境清道夫和最大碳回收集区。

（1）绝大多数的双壳类、掘足类、某些腹足类（三齿龟螺、履螺）

口腔中缺乏颚片和齿舌，但有滤食器官，以浮游生物为食物，主要食物种类有硅藻、鞭毛藻、藻类孢子、原生动物、桡足类、甲壳类和贝类等的幼虫、动物卵子及有机碎屑等，其中，以硅藻类为主。

（2）植食性的腹足类和多板类贝类

口腔中有发达的颚片和齿舌，视觉不太发达，靠嗅觉觅食，以海洋中生长的藻类为食。主要食物种类有石莼、海带、裙带菜、石花菜、江蓠等大型海藻。肉食性的腹足类（红螺、骨螺）主要摄食双壳类及其他动物的尸体。也有特殊者，如法螺、蓑海牛能摄食水螅和海参，拟海牛摄食线虫、多毛类，荔枝螺可以摄食藤壶，冠螺甚至能摄食海胆。

（3）头足类贝类

其运动和感觉器官发达，能主动觅食和追逐食物，主要以甲壳类为食，游泳者以鱼、虾、水母等为主要食物，底栖者主要摄食贝类和小型虾蟹。

有些贝类常吃一些杂乱的东西，如海笋能吞食坚硬的石灰粒；某些陆生肺螺类能吃蔬菜等植物类、有时吃纸或照相板上的胶质；船蛆能吞食一部分木材，并把它们消化掉。

2. 贝类怎样摄食？

贝类的摄食方式随种类不同而不同，也与摄食器官的构造有关。贝类的摄食方式大致可以分为 4 种类型：舐食、滤食、捕食和吸吮。

（1）多板纲（石鳖）、腹足纲（鲍）都是舐食种类，多为草食性

这种贝类通常匍匐生活，具发达的吻、齿舌、颚片和唾液腺，整个齿舌带形似锉刀状。摄食时，利用发达的吻部伸缩活动，齿舌从口腔伸出，利用齿舌带上的肌肉的伸缩，使齿舌做前后方向的移动锉碎食物，每次只能刮取食物薄薄的一层。据报道，幼鲍舐食附着基上的硅藻，动作很频繁，每分钟可达 60 次。

（2）滤食是双壳类的主要摄食方式

这种贝类行动缓慢，营附着、固着或埋栖生活方式，其滤食与选食过程是在外套膜、鳃和唇瓣的配合下进行的。食物颗粒要经过外套膜、食物运送沟和唇瓣三次选择，较大、较重的颗粒被淘汰，只有较小、较轻的颗粒才能到达口中。如以足丝附着生活的扇贝，可张开两壳，滤食海水中的单细胞藻类和有机碎屑以及其他小型微生物。

（3）捕食是头足类的主要取食方式

这种贝类活动灵敏，具自由选择或追逐食物的能力，并且有专门的捕食器官——触腕。头足类捕食的方式与环境和生活方式有关。底栖的章鱼以贝类和甲壳类为食，用腕的尖端试探海底洞穴，若遇双壳类，便用腕捉住，拉开双壳食其肉；若遇小蟹类，则用腕间膜将其抱住，唾液腺分泌毒液麻醉或杀死后食其肉。游泳生活的乌贼以鱼类、甲壳类为食物，用一对攫腕捕捉食物，对于个体较小的食物可以整吞，个体较大的，则先剥离肢体，将肉撕裂而食。

（4）营寄生生活者一般通过吸吮的方式取食

这种贝类具有特殊的构造，用以摄取寄主的营养物质。如短口螺吸食贻贝和牡蛎的血液，从中吸取营养物质；齿口螺寄生在扇贝的耳旁、牡蛎的壳缘上，吸取营养物质；光螺寄生于棘皮动物体壁上，其壳仍存在，足已高度退化，它的吻特别发达，以利于吸食寄主的体液及组织。这种类型的贝类其消化器官和消化腺等常有不同程度的退化。

掘足类的摄食方式兼有滤食和捕食的特点，水从后端小孔进入，外套膜纤毛活动，使带有食物的水流缓慢向前方流动，食物颗粒随之浓缩，达口区部位时，再依靠头丝捕捉食物送入口中。玉螺的摄食则兼有捕食和舐食的特点，先用足和外套膜将可食的贝类包围起来，然后用穿孔腺分泌酸性液体溶解贝壳，再将吻伸入贝壳中食其肉。这也是我们在海边常见到贝

第一章　可食贝类知多少？

壳上常常会有一个小圆孔的原因。

四、常见可食用经济贝类有哪些？

（一）常见的食用经济贝类

我国常见的食用经济贝类，可分为海产类和淡水类。其中，主要以海产贝类为主，淡水食用贝类主要有田螺、河蚬、三角帆蚌和背角无齿蚌等。

1. 皱纹盘鲍（图 1-1）

别名：鲍鱼、紫鲍、盘大鲍。皱纹盘鲍是鲍鱼的一种，形如耳朵，表面常深绿或深褐色，有 3～5 个开孔。生活于我国北部沿海低潮线附近至水深数十米的岩石间，山东省、辽宁省等北部沿海是我国皱纹盘鲍的主产地。朝鲜半岛及日本东北沿岸也有分布。这类种群是增殖养殖的重要贝类品种之一。

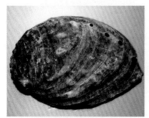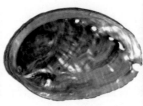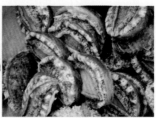

图 1-1　皱纹盘鲍

2. 杂色鲍（图 1-2）

别名：九孔鲍。贝壳卵圆形，表面生有不甚规则的螺旋肋纹和细密的生长线[①]。贝壳的边缘有一行排列整齐的逐渐增大的突起和小孔，其中，靠近边缘有 7～9 个开孔。杂色鲍为暖水性种类，一般生活于我国东南沿海潮间带下

---

① 生长线：贝类的外壳或厣在逐渐生长时留下的线纹。依据生长线的多少，通常可以推测动物的年龄

008

部至水深50米左右的岩礁海底，以盐度高、水清和藻类丛生的环境栖息较多。

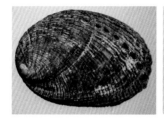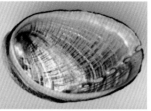

图1-2 杂色鲍

3. 锈凹螺（图1-3）

壳为圆锥形，贝壳表面黄褐或黑褐色，常有铁锈色斑纹。壳表密布细线状螺沟和粗大向右倾斜的放射肋。锈凹螺生活于我国南北方沿海潮间带下区至潮下带5米左右的岩石上。日本、朝鲜半岛和远东沿海也有分布。

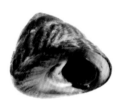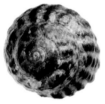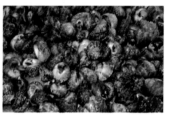

图1-3 锈凹螺

4. 节蝾螺（图1-4）

贝壳壳顶尖，圆锥形，螺旋部具有微弱的念珠状螺肋。壳表灰绿色或灰黄色，有紫色放射状色带，并具粗大的宽肋，宽肋间密布数条螺肋。这类种群在我国广东和海南沿海以及台湾省北部海域较为常见，一般生活在中、低潮区岩礁间。

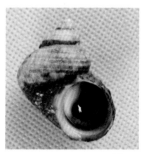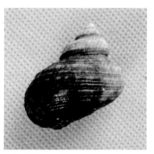

图1-4 节蝾螺

5. 角蝾螺（图1-5）

别名：拳螺。贝壳坚硬而厚，圆锥形。体螺层上具2列强大的半管状棘，也有些个体棘不发达。壳表灰青色或灰青紫色，具有发达的螺肋及肋间细肋，壳口内面有显著的珍珠光泽。分布于我国浙江省以南海域至海南省沿海水域，常生活在潮间带及潮下带水深10米的有藻类生长的岩石、珊瑚礁间。

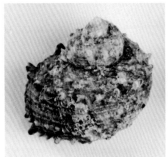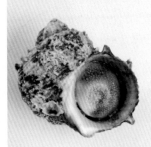

图1-5　角蝾螺

6. 棒锥螺（图1-6）

别名：单螺、锥螺。贝壳呈尖锥状，壳质坚固，螺层约20～30层。螺旋部每一螺层表面具有5～7条螺肋，肋间杂有微细的肋纹，贝壳表面黄褐色或灰紫色。本种广泛分布于我国东南沿海，生活在潮间带的低潮线至深40米的海底。潮水退后潜入沙内潜伏。

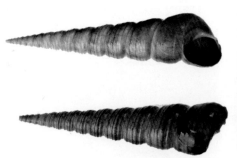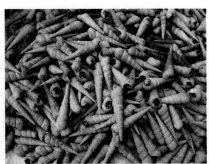

图1-6　棒锥螺

7. 篱凤螺（图1-7）

篱凤螺的贝壳坚固，雌雄异体，形似芋螺。其壳面被有黄褐色壳皮，壳皮下有明显的棕色波浪形起伏。本种作为食用海鲜，在我国台湾省、广东省和海南省沿海水域较为常见，并广泛分布于印度——西太平洋热带海区。

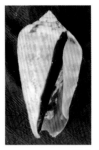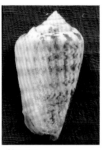

图1-7 篱凤螺

8. 斑玉螺（图1-8）

别名：花螺。贝壳较小，近球形。壳表面平滑，生长纹细密，壳顶紫色，其余均为黄白色，密布排列不规则的紫褐色斑点。斑玉螺在我国南北沿海水域都较常见，肉肥味美，可鲜食，价格高。

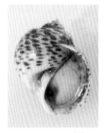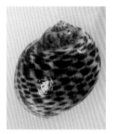

图1-8 斑玉螺

9. 扁玉螺（图1-9）

别名：香螺、肚脐螺。贝壳呈半球形，背腹扁而宽。壳面光滑无肋，呈淡黄褐色，壳顶为紫褐色，基部为白色。在每一螺层的缝合线下方有一条彩虹样的褐色色带。扁玉螺广泛分布于我国沿海水域，北方多于南方，食用地区亦较广。

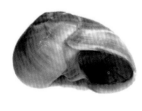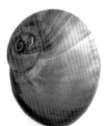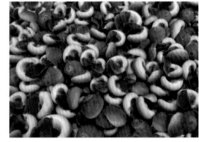

图1-9 扁玉螺

10. 斑鹑螺（图1-10）

斑鹑螺的贝壳膨胀而略呈球形。贝壳上部光滑，下部密布螺肋，肋上有近方形的褐色斑点。壳白色。本种一般栖息于浅海10～50米深细砂质底，见于我国东海和南海水域；日本和菲律宾等国家也有分布。

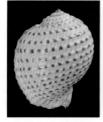
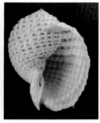

图1-10　斑鹑螺

11. 带鹑螺（图1-11）

带鹑螺的贝壳壳质较薄，呈球状，表面淡黄褐色，具栗色螺肋。本种生活在浅海泥砂质或软泥质海底，见于我国东海和南海水域；日本和菲律宾等国家也有分布。

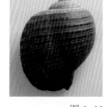
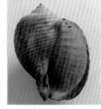

图1-11　带鹑螺

12. 沟鹑螺（图1-12）

沟鹑螺的贝壳亦呈球状，表面黄白色或青白色，并有宽大的褐色螺带，在体螺层通常为4条。壳顶部深紫色。本种常生活在浅海软泥底，见于我国东海和南海水域；日本和菲律宾等国家也有分布。

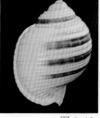
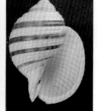

图1-12　沟鹑螺

13. 琵琶螺（图1-13）

别名：无花果螺。贝壳呈梨形，上部膨圆，下部窄。贝壳表面淡褐色，具黄褐色或紫褐色细斑点。体螺层上有5～6条黄白色的螺带。壳口内面淡紫色。本种生活在浅海泥砂质海底，常见于我国浙江省、福建省、台湾省、广东省和广西壮族自治区沿海水域；日本也有分布。

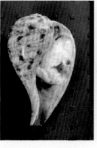
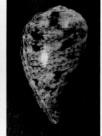

图1-13　琵琶螺

14. 沟纹鬘螺（图 1-14）

壳呈卵圆形，黄白色，具有较宽的
纵走红褐色波状花纹。螺层约 9 层。螺
旋部较短，具纵横的细肋，并交叉形成
粒状突起，有时还出现纵肿肋。体螺层
膨大，腹面左侧具发达的纵肿肋。壳口
狭长。外唇厚而向外翻卷，内缘具齿肋；
内唇下部延伸成片状，并具许多不规则的

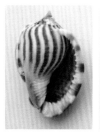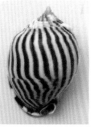

图 1-14　沟纹鬘螺

肋。前沟宽短，向背方弯曲。厣角质。生活在低潮区至浅海的砂质底。见于
我国长江以南沿海水域；日本也有分布。

15. 法螺（图 1-15）[①]

贝壳极大，壳面光滑绚丽，釉质表
层，收藏价值极高。表面具有美丽的黄
褐色或紫褐色呈鳞状花纹。肉可食用，
壳亦可作号角。法螺一般生活在浅海岩
礁或珊瑚礁间，见于我国台湾和西沙群
岛，是印度—西太平洋热带海区广布种。

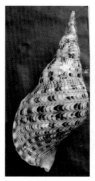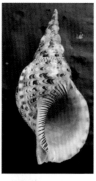

图 1-15　法螺

16. 蛙螺（图 1-16）

蛙螺类的贝壳呈卵圆形或近纺锤形，体螺层膨大似鼓起的青蛙肚子而
得名。表面常有结节突起或棘刺。目前，食用较多的蛙螺种类有习见蛙螺
［图 1-16（a）］、文雅蛙螺［图 1-16（b）］等。两者在外形、颜色上相似，
均长卵圆形，黄白色或黄褐色。区别之处在于习见蛙螺贝壳表面具有紫褐
色火焰状条纹，而文雅蛙螺无；文雅蛙螺外唇具杏黄色斑块，而习见蛙
螺外唇白色。两者都为热带种，生活于我国浙江省和福建省以南沿海的浅
海软泥或砂泥地质的海底捕食环节动物或棘皮动物为食；日本等国家也有
分布。

---

① 在佛教的语言中，有一种常用的法器，也尊称为法螺

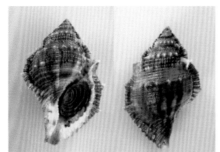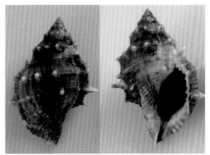

图 1-16　蛙螺

17. 脉红螺（图 1-17）

别名：红螺、菠螺、海螺。贝壳略近梨形，极坚厚，壳面粗糙，具有排列整齐而平的螺旋形肋和细沟纹。壳面黄褐色，具棕褐色斑点，壳口很大，内面杏红色，有珍珠光泽。脉红螺分布于我国渤海、黄海、东海和台湾海峡，多生活潮间带至潮下带数米深的海底，有时也钻入泥沙内生活，通常捕食底栖性的小型动物或以钻孔方式捕食其他贝类。属食用贝类，具有较高的经济价值。

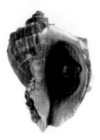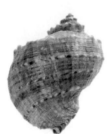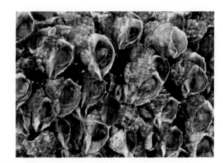

图 1-17　脉红螺

18. 蛎敌荔枝螺（图 1-18）

别名：辣螺。贝壳表面具有环肋，肋间还有细肋。壳色青灰或带白色，具有灰褐色不规则的纵纹。蛎敌荔枝螺为亚热带种类，生活在潮间带中、下区岩石或有碎砾石的海滩。蛎敌荔枝螺属肉食性种类。作为常见种，其在我国南方沿海水域都有分布，且资源量大。

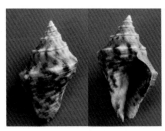
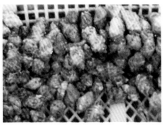

图 1-18　蛎敌荔枝螺

19. 黄口荔枝螺（图 1-19）

别名：黄螺。贝壳纺锤形，壳面为灰黄色，杂有紫褐色的斑块，壳口内面土黄色，并有少量的紫褐色的斑块。黄口荔枝螺在我国沿海水域都有分布，主要生活于潮间带低潮区至 20 米水深的岩礁间或砾石间。

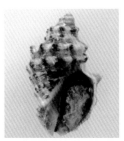
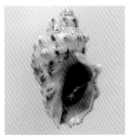

图 1-19　黄口荔枝螺

20. 方斑东风螺（图 1-20）

别名：花螺、海猪螺、南风螺、风螺。方斑东风螺的特征为各螺层壳面较膨圆，在缝合线的紧下方形成 1 狭而平坦的肩部。壳表光滑，被黄褐色壳皮，壳皮下面为黄白色，并具有长方形的紫褐色斑块。它肉质鲜美、酥脆爽口，是颇受人们喜爱的海鲜美食。方斑东风螺生活在数米至数 10 米水深的砂泥质海底，产于我国东南沿海水域；斯里兰卡、日本等国家也有分布。

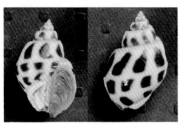
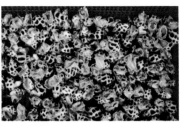

图 1-20　方斑东风螺

21. 台湾东风螺（图 1–21）

台湾东风螺是另一种经济价值大的东风螺，其分布于我国东海、南海和台湾省等水域的浅海沙底。但从营养价值上来说，略逊于方斑东风螺。其贝壳呈长卵圆形，各螺层中部稍膨圆，肩部狭窄。壳面有淡黄色壳皮和不明显的褐色纵行斑块。

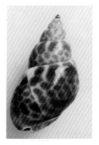
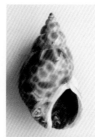

图 1–21　台湾东风螺

22. 皮氏蛾螺（图 1–22）

皮氏蛾螺肉质肥美，食用广泛。其贝壳卵圆形，表面有纵横交叉的细线纹，线纹在次体层以下逐渐不明显。壳表黄白色，外被一层黄褐或黑褐色的壳皮，壳皮上排列着细密的茸毛。皮氏蛾螺通常生活于浅海泥砂质海底。见于我国渤海和黄海水域；日本也有分布。

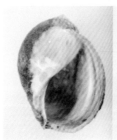
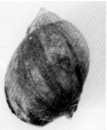
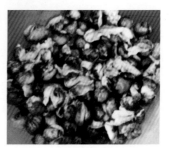

图 1–22　皮氏蛾螺

23. 香螺（图 1–23）

香螺肉肥大而味美，故而得名。香螺的壳坚实而厚，略呈纺锤形。具肩角，且肩角上具有发达的棘状或翘起的鳞片状突起。壳表黄褐色，被有褐色壳皮。本种分布在我国渤海和黄海水域；朝鲜和日本也有分布。多栖息于数米至 78 米水深的砂泥质或岩礁的海底，其肉体较大、

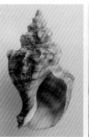
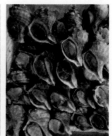

图 1–23　香螺

味美、营养丰富，是高级海产品。

24. 管角螺（图 1-24）

贝壳每一螺层的壳面中部扩张形成肩角。肩角的上半部壳面倾斜，下半部相当直。肩角上通常有 10 个发达的角状突起。壳表被有带茸毛的褐色外皮。本种通常生活在浅海 10～50 米水深的泥砂质海底。产在我国东海和南海水域；日本也有分布。

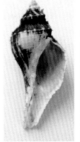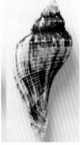

图 1-24　管角螺

25. 细角螺（图 1-25）

别名：角螺、响螺。贝壳每一螺层的中部向外扩张形成肩角，肩角上具较弱的结节突起，在体螺层上结节突起较发达。壳面具粗细相间的螺肋，肩部下面的 4 条螺肋较发达。壳表被黄褐色的细茸毛壳皮。本种常生活在 10～70 米水深的泥砂质海底。产于我国东海和南海水域，日本也有分布。

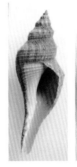

图 1-25　细角螺

26. 瓜螺（图 1-26）

别名：油螺、红塔螺、红螺。贝壳大，近圆球状，又形似瓜，故名瓜螺。瓜螺的贝壳表面较光滑，橘黄色，杂有棕色斑块，被有薄的污褐色壳皮，肉食性，雌雄异体，肉肥味美，可食用。壳口大，卵圆形。外唇薄，弧形。其一般生活于数米水深的泥砂质海底。见于我国台湾省、福建省和广东省沿海水域。其卵群俗称海波罗或红螺塔。

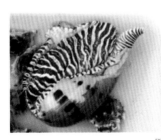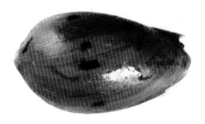

图 1-26　瓜螺

27. 竖琴螺（图1-27）

别名：蜀江螺、琴螺、杨桃螺等。贝壳卵圆形，螺层约7层，体螺层膨大，在每一螺层的上方形成一明显的肩部。除胚壳外，整个壳面有发达而排列较稀的粗壮纵肋。纵肋在体螺层约有12～14条，在肩部形成小的角状突起。壳表肉色，染有白色和褐色云斑。外唇

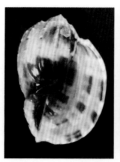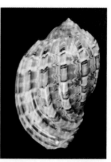

图1-27 竖琴螺

厚，内唇稍扭曲。无厣[①]。生活在低潮线以下泥砂质海底。无口盖，栖息于砂底，为肉食性贝类，可供食用。国内分布于我国台湾省、广东省和海南省沿海水域以及西沙群岛海域。

28. 泥螺（图1-28）

别名：吐铁、麦螺、梅螺。泥螺的贝壳薄脆，白色，呈卵圆形。壳面被褐色外皮覆盖。贝壳不能完全包裹软体部，只有贝壳的中央部分裸露。泥螺为太平洋两岸海淡水生活的种类，常匍匐栖息于内湾潮间带泥砂滩上，无厣，其肉爽口，营养丰富，广泛分布于我国南方和北方沿海水域。

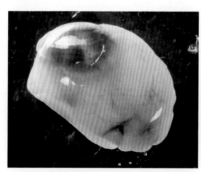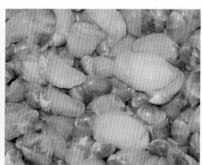

图1-28 泥螺

29. 魁蚶（图1-29）

别名：大毛蛤、赤贝、血贝、瓦垄子。贝壳大，坚厚。壳面白色，被

---

① 厣（yǎn）亦称盖或壳盖，是螺类介壳口圆层状的盖

褐色绒毛状壳皮。放射肋 42～48 条，铰合齿约 70 枚。魁蚶产量较大，生活在潮间带至浅海软泥或泥砂质海底，分布区域包括我国黄海、渤海和东海水域；日本、朝鲜也有分布。

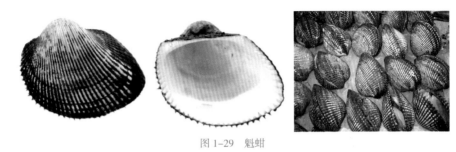

图 1-29　魁蚶

30. 毛蚶（图 1-30）

别名：瓦楞子、毛蛤。贝壳长卵圆形，左壳稍大于右壳。壳面白色，被有褐色绒毛状壳皮。放射肋 32 条左右，肋上具小结节。毛蚶在我国南北沿海水域均有分布，其主要生活于浅海泥砂质海底。以辽宁省、山东省和河北省产量为最多；日本、朝鲜也有分布。

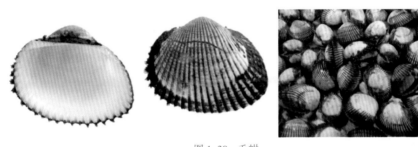

图 1-30　毛蚶

31. 泥蚶（图 1-31）

别名：粒蚶、血蚶、花蚶、银蚶、蚶子。贝壳卵圆形，两壳相等。壳面白色，被褐色的壳皮。放射肋粗壮，18～22 条，肋上具明显的结节。泥蚶是我国主要养殖贝类品种之一，肉味鲜美。其生活在潮间带至浅海的软泥质或泥砂质海底，并常发现于河口附近。我国南方和北方沿海水域都能繁殖生长，为印度洋和太平洋海域广泛分布品种。

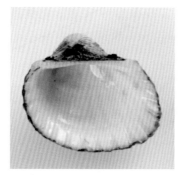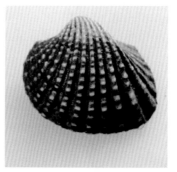

图 1-31　泥蚶

32. 紫贻贝（图 1-32）

别名：贻贝、海红、紫壳菜蛤。紫贻贝的贝壳呈楔形，表面黑褐色。栖息于低潮线附近至水深 10 米左右的浅海。本种自然分布于我国黄海、南海水域，肉可食用，南方地区称其为"淡菜"；大西洋与太平洋沿岸均有分布。由于紫贻贝能附着在船底、浮标和冷却水管中，因此，常对航运业产生不良影响。

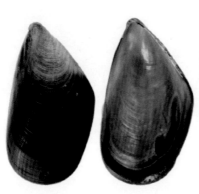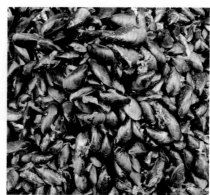

图 1-32　紫贻贝

33. 翡翠贻贝（图 1-33）

别名：翡翠股贻贝、青口贝。贝壳表面通常为翠绿色或绿褐色，似翡翠般半透明，甚为美丽。翡翠贻贝是热带和亚热带种，足丝发达，多栖息在水流通畅的岩石上，从低潮线附近至水深 20 米左右均有分布，其味道鲜美，营养价值很高，并有一定药用价值。在我国分布于福建省连江以南沿海水域。

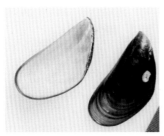
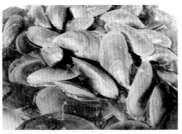

图 1-33 翡翠贻贝

34. 栉江珧 [1] （图 1-34）

别名：大海红、海锨、土杯、马蹄、海蚌、割纸刀、玉珧、角带子。

栉江珧的贝壳较大，呈扇形或三角形。贝壳表面呈褐色或绿色，一般约有 10 余条放射肋，肋上具有三角形略斜向后方的小棘。栉江珧通常以足丝附着生活，栖息于低潮线以下至水深 20 米的浅海泥砂质海底，其味鲜美，营养丰富，加工可制成"干贝"，也可制作罐头。见于我国沿海水域，为印度洋和太平洋广泛分布品种。

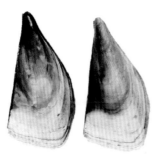
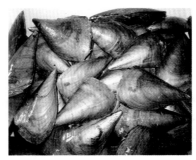

图 1-34 栉江珧

35. 美丽日本日月贝（图 1-35）

别名：台湾日月蛤。贝壳圆形，两壳相等。左壳表面淡玫瑰色，右壳白色。两壳表面均光滑，具有细的同心生长线。左壳表面形成若干条不甚明显的褐色放射带；右壳内面具放射肋 40 ~ 48 条。美丽日本日月贝一般生活在 5 ~ 10 米深的砂质海底。本种分布于我国南海水域，可供食用，在广东省和台湾省制成有名的海产品"带子"，日本也有分布。

---

[1] 栉江珧（zhijiang yao），在我国南方地区多称之为牛角江珧蛤

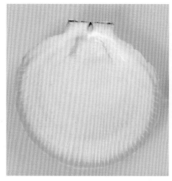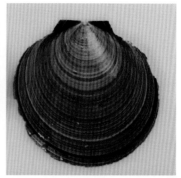

图 1-35　美丽日本日月贝

36. 栉孔扇贝（图 1-36）

别名：海扇、干贝蛤。贝壳圆扇形，左壳有粗肋 10 条左右，右壳约有 20 余条较粗的肋。前耳大于后耳。壳表呈浅褐色、紫褐色、橙黄色、红色和灰白色。栉孔扇贝是低温性品种，自然栖息于自低潮线至 60 余米水深或更深的海底，以足丝附着在岩石或贝壳上。本种分布于我国黄海和渤海水域；朝鲜、日本也有分布。

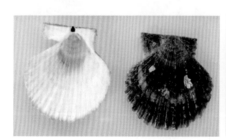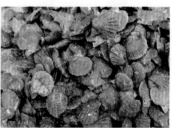

图 1-36　栉孔扇贝

37. 华贵栉孔扇贝（图 1-37）

别名：高贵海扇蛤。贝壳表面有红色、橙色、紫色、黄色或具花斑，雌雄异体。壳表有 23 ～ 24 条等粗的放射肋。前耳大于后耳。华贵栉孔扇贝是暖水种，栖息于自低潮线附近至 300 米的海底，以足丝附着于水流通畅的岩石或珊瑚礁上，其味鲜美，肉质细嫩，加工制成干贝，是著名的海八珍之一。本种分布于我国东南沿海，日本也有分布。

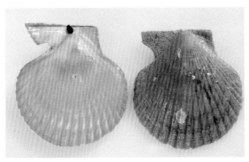
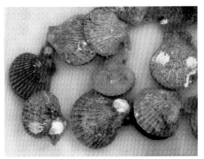

图 1-37　华贵栉孔扇贝

38. 虾夷扇贝（图 1-38）

贝壳较大，近圆形。壳表有 15 ～ 20 条放射肋，右壳较突，黄白色，肋宽而低矮，肋间狭；左壳稍平，较右壳稍小，呈紫褐色，肋较细，肋间较宽。前后耳大小相等。虾夷扇贝生活于温度较低而盐度较高的浅海区。

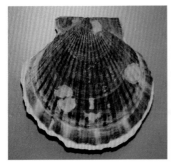
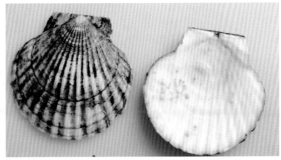

图 1-38　虾夷扇贝

39. 海湾扇贝（图 1-39）

壳表黄褐色。左右壳较突。具浅足丝孔，成体无足丝。壳表放射肋 20 条左右，肋较宽而高起，肋上无棘。海湾扇贝雌雄同体，适应于温度和盐度较高浅海砂底海区。生长速度较快。海湾扇贝自然分布于美国东海岸，为引进品种，并已在我国北方进行了人工繁育及养殖生产。

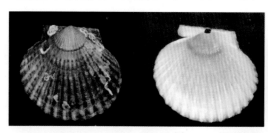
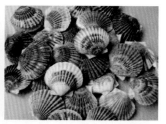

图1-39　海湾扇贝

40. 草莓海菊蛤（图1-40）

壳近卵圆形，形如扇贝，壳坚厚，前后耳相似，左壳凸，有壳平，两壳壳顶相距远。右壳壳面黄白色，略带紫色花纹，放射肋具有很多大小不等，且相间排列的片状或刺状突起，形如菊花瓣。右壳表面杏黄色，放射肋纹不明显。铰合线直。壳内面灰紫色，每壳具强齿2枚，内韧带。分布于我国海南，闭壳肌发达，为制干贝的良种。

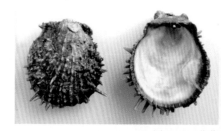
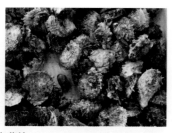

图1-40　草莓海菊蛤

41. 长牡蛎（图1-41）

别名：海蛎子、太平洋牡蛎。牡蛎壳型极不规则，有长型、近三角形、近圆形等。壳面淡黄色或褐色，密生鳞片。左壳呈杯状凹陷结构，右壳有轻微的凸起。分布于我国长江以北沿海潮间带。

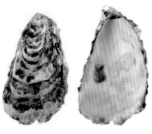
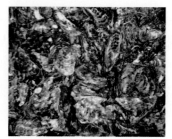

图1-41　长牡蛎

42. 葡萄牙牡蛎（图 1-42）

由于在福建地区产量大，故又称福建牡蛎。贝壳近长型或椭圆型，两壳略扁平。右壳面比较光滑，壳面为青色或褐色。左壳面有轻微放射肋结构。闭壳肌痕褐色。葡萄牙牡蛎是重要经济种类，为我国福建、浙江沿海主要养殖种类，自然分布于我国长江以南沿海潮间带。

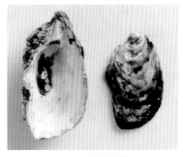

图 1-42　葡萄牙牡蛎

43. 近江牡蛎（图 1-43）

别名：蚝、白肉、近江巨牡蛎。贝壳大，呈圆形或卵圆形。外壳为黄褐色或灰色，边缘呈黄色或褐色。左壳较厚大，右壳上的同心生长纹明显。南方群体闭壳肌痕呈紫色或褐色，北方群体闭壳肌痕为白色。近江牡蛎有群居习性，以左壳固着生活。分布于我国南方和北方沿海河口区。

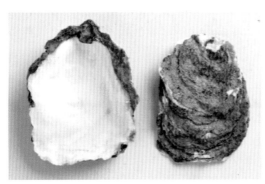
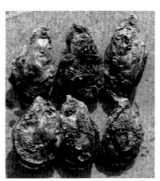

图 1-43　近江牡蛎

44. 香港巨牡蛎（图 1-44）

别名：红肉。本种软体部颜色呈暗褐色，壳型细长。闭壳肌痕褐色。牡蛎外壳浅灰色，边缘分布有部分绿色。香港巨牡蛎为我国广东省、广西壮族自治区沿海主要养殖种类，自然分布于我国福建省以南沿海潮间带。

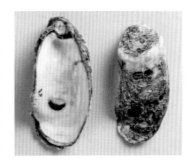

图 1-44　香港巨牡蛎

45. 密鳞牡蛎（图1-45）

壳厚，扁平近圆形。两壳不等，左壳稍大而凹陷，右壳较平且壳表密生鳞片，这是本种的典型特征。壳面灰色，内面近白色，布有青色斑块。密鳞牡蛎分布于低潮线附近及潮下带浅水区，以左壳固着生活在浅海岩礁上。本种在我国南北海域潮下带及浅海都有分布。

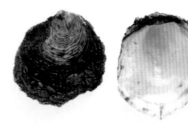

图1-45 密鳞牡蛎

46. 黄边糙鸟蛤（图1-46）

贝壳坚厚，近卵圆形。表面具粗壮的放射肋约30条，中央放射肋较两侧粗大。肋间沟较深。前端的肋上有长形粒状突起；后端肋上有棘状突起。壳面有褐色壳皮，边缘颜色特别黄。

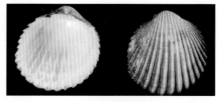

图1-46 黄边糙鸟蛤

黄边糙鸟蛤生活于潮间带低潮线附近的珊瑚礁间，砂质海滩或浅海海底。本种是广东省、海南省沿岸常见贝类。

47. 加州扁鸟蛤（图1-47）

贝壳大，坚厚。两壳侧扁。壳表暗褐色，有38条放射肋。肋低平，肋间沟狭窄。本种一般生活于水深10～100米深的浅海底。分布于我国黄海北部和中部，为北太平洋温带区广泛分布品种。

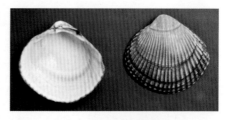

图1-47 加州扁鸟蛤

48. 滑顶薄壳鸟蛤（图1-48）

贝壳近圆形，壳质薄脆。壳表黄白色或略带黄褐色。放射肋46～49条，沿放射肋着生壳皮样绒毛。本种壳薄肉厚，质嫩味美，所以极受欢迎，

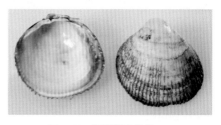

图1-48 滑顶薄壳鸟蛤

食用贝类与营养 Shiyong Beilei yu Yingyang

通常生活于潮间带至数 10 米深的浅海。产于我国黄海以北；日本、朝鲜也有分布。

49. 中国蛤蜊（图 1-49）

贝壳长圆形，壳质较厚；壳顶位于背部中央之前；壳的前、后缘均略尖，腹缘弧形；小月面和楯面披针状；壳表被以黄色壳皮，生长纹不甚规则，在接近边缘处同心纹较粗，出现了浅的同心沟，故称为凹线蛤蜊。壳内面白色，前肌痕较大，呈桃形，后肌痕卵圆形；外套窦短，不同外套线愈合。左壳铰合部有一个人字形主齿，前、后侧齿各一个，呈片状；右壳主齿八字形，前、后侧齿双齿形；内韧带，黄色，位于壳顶下韧带槽内。

营埋栖生活，主要生活于潮间带中区的砂质环境中，也可延伸到 60 米以内的浅海区。在我国分布于辽宁省、河北省、山东省、江苏省和福建省沿海水域。

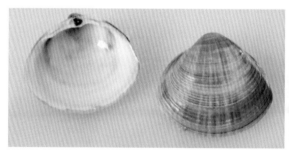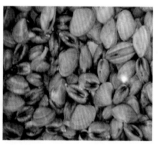

图 1-49 中国蛤蜊

50. 四角蛤蜊（图 1-50）

贝壳略呈四边形，极膨胀；壳顶前倾，极突出，位于背部近中央处；前端圆；后端近截形；壳表面被以薄的、淡黄色壳皮，生长线较粗糙；壳内面白色，有时紫色；外套窦宽而短，顶端圆；前肌痕和后肌痕明显。铰合部较宽，铰合齿与前种相同。

栖息于潮间带上区，随着个体的长大移到潮间带中区。中国沿海都有分布，也见于朝鲜半岛和日本沿海水域。

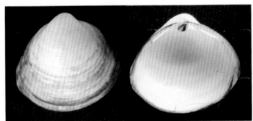
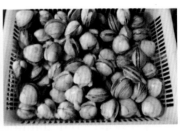

图 1-50　四角蛤蜊

51. 西施舌（图 1-51）

贝壳较大，略呈三角形；壳质薄，但较坚韧；壳顶较凸，紫色，前倾，位于背部中央之前；小月面心脏形，边缘不甚明显；楯面披针状，与后背缘等长，其周缘有略高的脊；壳面具薄的微黄色壳皮，同心生长线细微；外套窦浅，顶部圆；前闭壳肌痕较小，圆形，后肌痕较大。铰合部内韧带槽大，倒 V 字形的主齿小，侧齿发育良好，前、后各一个，右壳者为双齿型。

栖息于潮间带低潮线附近到潮下带 20 米左右的浅水区，潜入泥砂中生活。我国各沿海省市区均有分布，也发现于西太平洋其他水域。

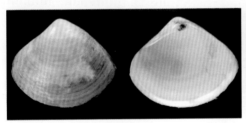
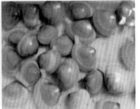

图 1-51　西施舌

52. 大獭蛤（图 1-52）

壳长椭圆形，壳顶小，且偏前。壳的前后端圆，有开口。壳表有很多细轮脉。壳呈淡白黄色，被有暗褐色的壳皮（常脱落）。壳内面白色，有光泽。前后闭壳肌痕近圆形，外套窦深，铰合部下垂，内韧带发达，后侧齿退化，仅留残缺。

栖息于潮间带至水深 10 米的细砂底。见于我国台湾省、南海水域；日本和东南亚沿海水域也有分布。

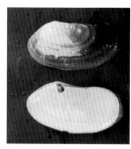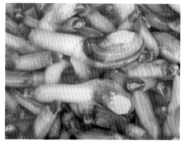

图 1-52 大獭蛤

53.尖紫蛤（图 1-53）

别名：沙螺。贝壳较厚，后端尖瘦。无放射肋或者放射肋极不明显。外套窦背线隆起，宽大，呈舌状，深达壳长约 3/4。外套膜腹缘呈圆棒状，长、短相间，单行，排列稀疏。外韧带，被橄榄色壳皮。

栖息于河口附近潮间带的泥砂滩。见于我国东海和南海水域，为中国特有品种。

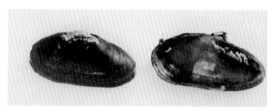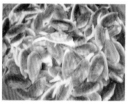

图 1-53 尖紫蛤

54.双线紫蛤（图 1-54）

壳型较大，壳质较厚；壳横长，前、后端开口；壳顶稍突出，位于背部中央之前；壳的前端圆，后端近截形；壳表被以绿色壳皮，自壳顶向下向后有二条浅色放射色带；壳内紫色，外套窦长，顶端尖，其腹缘完全与外套线愈合；前肌痕较长，后肌痕较大，略呈圆形。两壳铰合部各有二个主齿，其中左壳后主齿常退化；外韧带突出于壳顶之后，呈褐色。

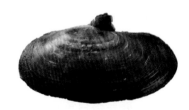

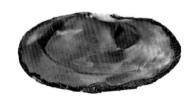

图 1-54 双线紫蛤

栖息于潮间带中、下区的砂质区，潜入底内30厘米左右，退潮时滩面上留下一小孔，水管可伸出洞孔，用以摄食有机碎屑。在我国发现于福建省平潭以南各沿海地区；国外广分布于印度—西太平洋水域。

55. 缢蛏（图1-55）

壳形较长，壳质较薄；壳顶低平，位于背部前端1/4处；壳前端圆，后端近截形，腹缘微内陷；壳面被以黄绿色壳皮，生长线较粗糙；自壳顶到腹缘有一条斜的缢沟，壳内面白色，外套窦短，仅及壳长的1/3，其顶端圆，腹缘部分同外套线愈合。右壳铰合部有2个齿，左壳3个，中央者较大且顶端分叉。

生活于河口区，有淡水注入的软泥底质中。广泛分布于我国沿海；日本、朝鲜半岛沿海水域也有分布。

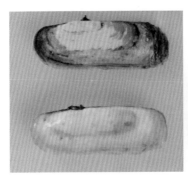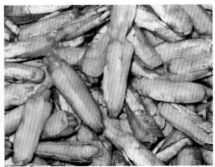

图 1-55　缢蛏

56. 大竹蛏（图1-56）

贝壳较大，两壳合抱呈圆柱状，壳长为壳高的4～5倍，前后端开口；壳质薄脆；壳顶不显著，位于最前端；壳的前、后端近截形；背、腹缘直，二者平行；壳表被以光泽的黄色壳皮，有明显的同心生长线。壳内面白色，并可看到深红色或略带紫色的彩色色带；前肌痕细长，后肌痕近三角形，外套窦明显。铰合部弱，两壳各有一个齿，无侧齿。栖息于潮间带的中、下区，到潮下带浅水区，以砂为主的沉积环境中。潜入砂中一般为30～40厘米。

我国沿海水域均有分布，也见于西太平洋海域的朝鲜半岛、日本、菲律宾、泰国和印度尼西亚。

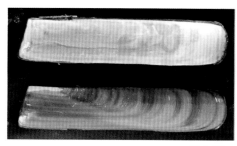
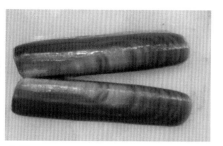

图 1-56　大竹蛏

57. 长竹蛏（图 1-57）

别名：直竹蛏。壳形细长，圆筒状，壳质薄脆；壳顶低平，极不明显，位于最前端；贝壳的前端为截形，后端近截形；壳的背、腹缘直而平行；表面光滑，生长纹细致；被以光泽的黄色壳皮。壳内前肌痕细长，后肌痕近三角形。左右壳各具一个铰合齿。

生活在潮间带中区到潮下带浅水区的砂底，潜入底内 20 ～ 40 厘米。发现于我国沿海各省水域；在朝鲜半岛和日本也有分布。

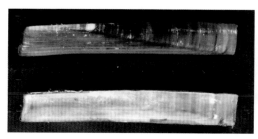
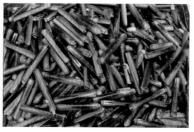

图 1-57　长竹蛏

58. 合浦珠母贝（图 1-58）

别名：马氏珠母贝。左右两壳不完全相等，左壳稍突起，右壳较平；壳顶向前方，自壳顶向前后平伸出两耳状突起，前小后大；全壳略呈斜方形，壳面有覆瓦状排列的鳞形薄片，淡黄褐色，内面有强烈珍珠光；足丝粗而韧，附着生活在水质清澈、有珊瑚礁或多沙砾的浅海底，除产珍珠外，肉可食。分布于我国南海，日本亦有分布。

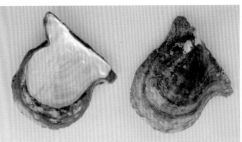

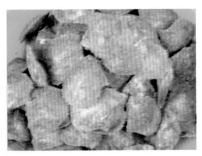

图 1-58　合浦珠母贝

59. 珠母贝（图 1-59）

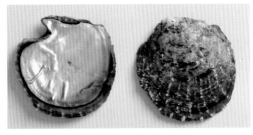

　　珠母贝的贝壳较大，壳质坚厚，近圆形或方形。背缘直，壳顶位于背缘近中部，前后有耳状突起。右壳前耳下方具明显的足丝孔。壳表有各种生长鳞片，壳呈灰白色、黄褐色、绿褐色等。贝壳内面珍珠

图 1-59　珠母贝

层厚，具美丽的珍珠光泽。主要分布在热带和亚热带海域。

60. 彩虹明樱蛤（图 1-60）

　　别名：蚬子、虹光明樱蛤、彩虹樱蛤、梅蛤、扁蛤、海瓜子。贝壳长卵形，壳质薄脆。一般壳长 1 ～ 2 厘米。前端圆，后端背缘斜向后腹方呈截形。壳表面平滑，生长纹细密，无放射肋。壳表白带粉红色。绞齿盘有主齿和前后侧齿。大洋洲、菲律宾、日本和我国的南北海域沿岸均有分布，栖息在中低潮带泥沙质或泥质滩涂中。浅海沙底。4 ～ 9 月为采捕期。

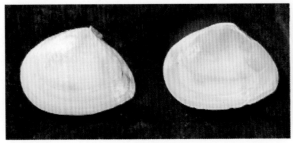

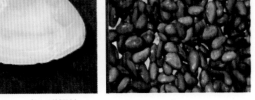

图 1-60　彩虹明樱蛤

61. 河蚬（图1-61）

　　河蚬贝壳中等大小，呈圆底三角形，壳高与壳长近似，两壳膨胀，壳顶高，稍偏向前方。壳面有光泽，颜色因环境而异，常呈棕黄色、黄绿色或黑褐色。壳面有粗糙的环肋。韧带短，突出于壳外。绞合部发达，闭壳肌痕明显，外套痕深而显著。河蚬栖息于淡水的湖泊、沟渠、池塘及咸淡水交汇的江河中，广泛分布于我国内陆水域。在俄罗斯、日本、朝鲜、东南亚各国均有分布。

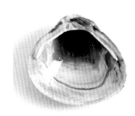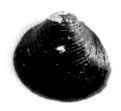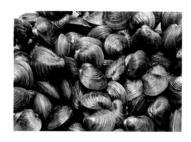

图 1-61　河蚬

62. 江户布目蛤（图1-62）

　　别名：麻蚬子。贝壳略呈卵圆形，壳坚厚。壳长略大于壳高，两壳大小相等。壳顶突出，位于背缘中央靠前方。小月面深凹，心脏形，极明显。楯面披针状。韧带长，铁锈色，不突出壳面。壳面膨胀。生长纹明显，与许多粗的放射肋相交成布纹状。壳面灰褐色，常有褐色斑点或条纹。壳内面灰白色，边缘具有与放射肋相应的小齿。铰合部两壳各有主齿3枚，无侧齿。

　　栖息于低潮线以下泥沙或沙砾底质水域海底。穴居生活，但钻潜深度不大，有时也在表层。我国沿海水域均有分布。

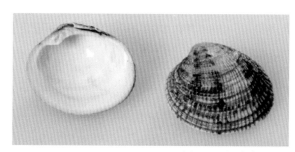

图 1-62　江户布目蛤

63. 菲律宾蛤仔（图 1-63）

别名：砂蛤、杂色蛤、蛤仔、蚬子、砂蚬子、蛤蜊、花蛤。壳坚厚、卵圆形、极膨胀、壳高、壳长比例不一，小月面宽，呈椭圆形或略成梭形，韧带长且极突出，贝壳前缘稍圆，后缘略呈截形。大多栖息在潮流畅通，风浪较小，有流水注入的砂泥底质的内湾滩涂的中、低潮区，广温、广盐。中国南北沿海水域均有出产。其中，辽宁省、山东省产量较大。

栖息在低潮带及数米深的泥沙海底。其个体虽小，但味道鲜美，肉可鲜食，亦可加工成蛤干、五香蛤仔，是价廉味美的大众化食品。活蛤也是出口创汇的水产品。产品大量出口日本等东南亚国家。与缢蛏、牡蛎和泥蚶一起被称为中国传统的"四大养殖贝类"。

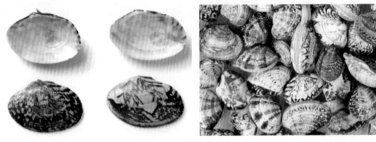

图 1-63　菲律宾蛤仔

64. 真曲巴非蛤（图 1-64）

贝壳呈长卵圆形，扁平，壳中厚。两壳相等，两侧不等。贝壳前后端圆形。壳顶突出，位于背缘中央偏前。贝壳表面具有凸出的生长肋，前后端的较明显。壳表具间断的放射状色带。小月面凸起，中缘较直。外韧带。铰合部窄。两壳各具 3 个分散的主齿，无侧齿。左壳的前、中主齿和右壳中、后主齿均分裂。

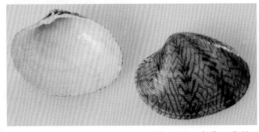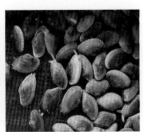

图 1-64　真曲巴非蛤

65. 等边浅蛤（图 1-65）

　　贝壳呈三角卵圆形，前端圆弧，后端三角形。前端的小月面细狭长而后端的楯面为黑色明显的卵圆形，在楯面上有外韧带，壳顶中位。外壳颜色有灰绿色至白色但斑纹变化较大，壳外表虽然平滑但仍有很细的生长轮雕刻。壳上有许多不规则而又美丽的花纹，壳内面为白色且具瓷质的光泽，铰合齿发达而坚硬。主要分布于我国南海水域、长江以南各省市区沿海水域以及台湾省，常栖息在浅海的砂泥底、潮间带中、下区至浅海的砂质或泥沙质浅海。

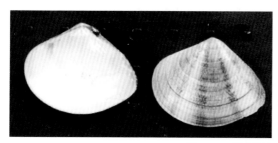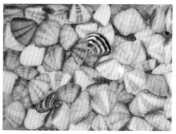

图 1-65　等边浅蛤

66. 紫石房蛤（图 1-66）

　　别名：天鹅蛋，是一种大型经济贝类，为我国烟台沿海水域名贵海产品之一。肉质肥大，味道鲜美，是蛤类上品。贝壳坚厚，壳体略呈卵圆形，壳顶突出，偏于

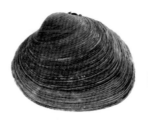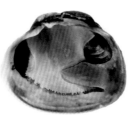

图 1-66　紫石房蛤

前部，壳高约为壳长的 3/4，壳长约为壳宽的两倍。小月面不明显，楯面被柳叶的黑褐色韧带包围。左右两壳坚硬而等大，壳前缘圆形，腹缘较平，后缘略呈截形。壳在腹缘前后不能完全闭合，有缝隙，分别为斧足和水管伸出孔。铰合部宽大，左壳主齿 4 枚，右壳主齿 3 枚。生长纹粗而密，呈同心圆排列，无放射肋。壳面黑褐色或灰色。壳内面深紫色，具珍珠光泽。

67. 文蛤（图 1-67）

别名：车白、花蚬子、贵妃蚌、车螺、花蛤、黄蛤、海蛤，台湾俗称蚶仔、粉蛲等。其贝壳略呈三角形，腹缘呈圆形，壳质坚厚，两壳大小相等，喜生活在有淡水注入的内湾及河口附近的细沙质海滩。文蛤肉嫩味鲜，是贝类海鲜中的上品，含有蛋白质 10%，脂肪 1.2%，碳水化合物 2.5%，还含有人体易吸收的各种氨基酸和维生素及钙、钾、镁、磷、铁等多种人体必需的矿物质，唐代时曾为皇宫海珍贡品。

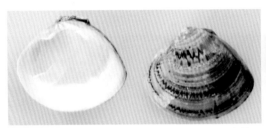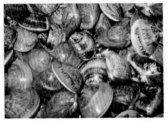

图 1-67　文蛤

68. 青蛤（图 1-68）

别名：蛤蜊、赤嘴仔、赤嘴蛤、哈皮、圆蛤，是我国南北习见的经济贝类，肉质细嫩鲜美，营养丰富，体内含多种人体所需的微量元素，特别是铁的含量高达 194.25 毫克 / 千克，是沿海鲜众喜爱的海鲜品。贝壳近圆形，壳面极凸出，宽度为高度的 2 / 3。壳顶突出，尖端向前方弯曲。无小月面，盾面狭长。贝壳表面无放射肋，有生长轮脉。韧带黄褐色，不突出壳面。壳面淡黄色、棕红色或黑紫色。壳内面为白色或淡红色，边缘呈淡紫色，有整齐的小齿，靠近背缘的小齿稀而大，左右两壳各具主齿 3 枚。朝鲜、日本、中国沿海水域均有分布。以春季为捕捞旺季。

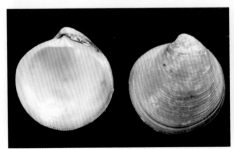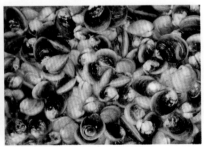

图 1-68　青蛤

69. 砂海螂（图 1-69）

别名：大蚶、蚶蛤。贝壳呈长卵圆形，壳大而厚，两壳抱合时前后均有开口。壳顶突出，位于背缘中央偏向前方，两壳顶紧接。无小月面和楯面。壳前端边缘圆，后缘稍尖，腹缘弧形。壳面稍膨胀，腹缘特别扁。壳面粗糙。生长纹细密，凸凹不平。无放射肋。壳面被黄色或黄褐色壳皮，脱落后易呈白色。壳内面白色。铰合部极窄，左壳顶内有 1 个向右壳顶下伸出的匙状薄片，右壳顶下方有 1 个卵圆形凹陷，与左壳匙状薄片共同形成 1 扁的韧带圆槽，内韧带附在其中。水管极长，约为壳长的 4 倍，死后外露。

栖息于潮间带下区至水深数米的泥沙底质水域海底。穴居生活，深度可达 30 ～ 50 厘米。分布于我国黄海和渤海水域。

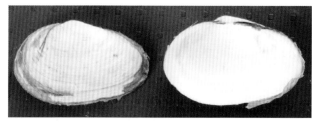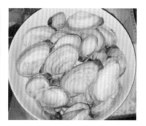

图 1-69　砂海螂

70. 宽壳全海笋（图 1-70）

别名：刺儿、孔雀贝、象鼻子蛤。瓣壳薄，大而宽短，水管发达，肉极厚，不能缩入壳内。生活在潮间带下区至低潮。我国沿海水域有分布，以山东省即墨县的麻姑岛和海南岛的澄迈较多。味鲜嫩可口。

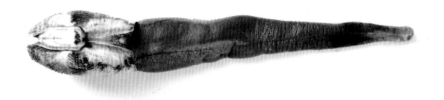

图 1-70　宽壳全海笋

71. 中国枪乌贼（图 1-71）

别名：本港鱿鱼、中国鱿鱼、台湾锁管、拖鱿鱼、长筒鱿，是世界枪乌贼科中最重要的经济种，约占世界枪乌贼科总产量的 60%。中国枪乌贼的捕捞业在海洋渔业中占有相当重要的地位。中国枪乌贼除少量鲜销外，主要晒成鱿鱼干远销，成干率为 10%～12%。中国枪乌贼肉甜细嫩，质地极佳，在国内外海味品市场上列为一级优质品。

个体大，胴长可达 40 厘米。头近圆球状，两侧有眼，顶端中央有口，口的周围及头的前方有腕和触腕。腕 4 对，长度不等，吸盘均 2 行，大小略有差异。雄性左侧第 4 腕茎化成交接腕，顶端约占全腕长度 1/3，部分特化为 2 行肉刺。触腕 1 对，多短于胴长，穗近菱形，吸盘 4 行。吸盘角质环外缘均有尖锥形小齿。胴部长筒状，长为宽的 6 倍，末端尖细。肉鳍较长，长于胴长之半，位于胴体后部两侧，左右两鳍在末端相连成菱形。体浅红色。内壳角质，薄而透明，近棕黄色，中央有 1 个粗壮纵肋，两侧有微细的放射肋，似羽毛状。中国枪乌贼主要分布在我国南海水域。

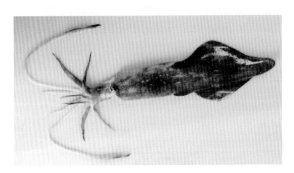

图 1-71　中国枪乌贼

72. 日本枪乌贼（图 1-72）

别名：笔管蛸、柔鱼、鱿鱼、油鱼、小鱿鱼、乌蛸、乌增、仔乌、海兔子等。胴部细长，胴长最大可达 15 厘米，形状类似鱿鱼，个体比鱿鱼短而小，体短而宽。一般胴长 12～20 厘米，长度为宽度的 4 倍。肉鳍长度稍大于胸部的 1/2，略呈三角形。腕吸盘 2 行，其胶质环外缘具方形小齿。触腕超过胴长。内壳角质，薄而透明。眼背部具浓密的紫色斑点。外套膜中的贝壳为几丁质，形状似古罗马剑，喜群栖于海洋中下层，有时也活跃于水面，为底曳网的捕捞对象之一。在我国黄海和渤海沿海分布较广，主要产于东海和黄海水域。

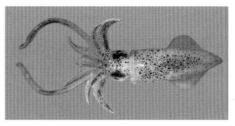

图 1-72　日本枪乌贼

73. 金乌贼（图 1-73）

别名：墨鱼、乌鱼。中型乌贼。胴部卵圆形，一般胴长 20 厘米，长度为宽度的 1.5 倍。背腹略扁平，侧缘绕以狭鳍，不愈合。头部前端、口的周围生有 5 对腕。4 对较短，每个腕上长有 4 个吸盘；1 对触腕稍超过胴长，其吸盘仅在顶端，小而密。眼发达。石灰质内骨骼发达，长椭圆形，长度约为宽度的 2.5 倍，后端骨针粗壮。体内有墨囊，内贮有黑色液体。体黄褐色，胴体上有棕紫色与白色细斑相间，雄体胴背有波状条纹，在阳光下呈金黄色光泽。我国沿海水域均有分布，以黄海和渤海产量较多。

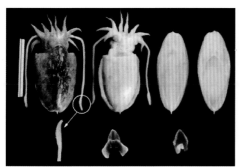 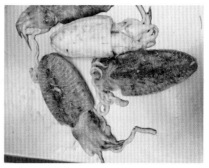

图 1-73　金乌贼

74. 短蛸（图 1-74）

别名：章鱼、八带、短脚蛸、母猪章、坐蛸、石柜、八带虫，短蛸又名饭蛸。

短蛸是一种小型章鱼，一般体长 15 ～ 27 厘米。胴部卵圆形或球形。胴背面粒状突起密集。各腕较短，其长度大体相等，腕长相当于胴部近 2 倍。背部两眼间具一浅色纺锤形或半月形的斑块，两眼前方由第 2 对至第 4 对腕的区域内各具一椭圆形的金色圈。腕吸盘 2 行。体黄褐色，背部较浓，腹部较淡。在我国南北沿海水域均有分布。

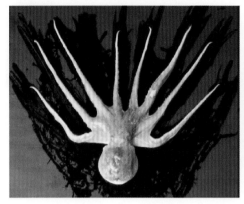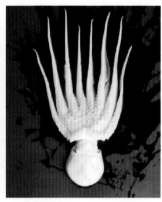

图 1-74　短蛸

75. 长蛸（图 1-75）

别名：章鱼、八带、母猪章、长章、坐蛸、石柜、八带虫，长蛸又名望潮。

长蛸体中型，全长 50 ～ 70 厘米。胴部呈长椭圆形，表面光滑。头部狭，眼小。腕长，各腕长短悬殊。其中，第 1 对腕最粗最长，40 ～ 50 厘米，是第 4 对腕长度的 2 倍。腕上有吸盘 2 行。体粉红色。在我国南北沿海均有分布。其中，长蛸在黄、渤海产量较大。

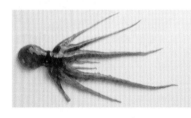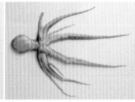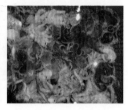

图 1-75　长蛸

76. 双喙耳乌贼（图 1-76）

胴部圆袋形，长宽之比约为 10:7；体表具很多色素点斑，其中，有一些较大。肉鳍较大，略近圆形，位于胴部两侧中部，状如"两耳"，长度约为胴长的 2/3。无柄腕长度略有差异，腕式一般为 3 ＞ 2 ＞ 1 ＞ 4，雄性第 3 对腕特粗，约为其他腕的 3 倍，顶部骤然变细，似一鞭状物，顶部吸盘正常，基部吸盘大半退化；腕吸盘 2 行，角质环不具齿，雄性左侧第 1

腕茎化，较右侧对应腕粗而短，基部具 4.5 个小吸盘，前方边缘生有 2 个弯曲的喙状肉突，前面的一个较大，全腕顶部密生 2 行突起，其顶端生有小吸盘；触腕穗稍膨突，短小，约为全腕长度的 1/7，吸盘极小，约 10 余行，细绒状。内壳退化。直肠两侧各具一个颇大的马鞍形腺体发光器。已知成体的最大胴长为 22 毫米。底栖生物拖网中最常见的一种头足类，其中，我国黄海和渤海最多，东海次之，南海最次。

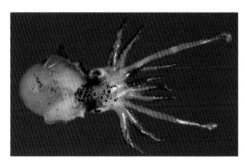

图 1-76 双喙耳乌贼

77. 中国圆田螺（图 1-77）

别名：螺蛳、田螺、田赢、香螺。软体动物门，腹足纲，栉鳃目，田螺科，圆田螺属，中国各淡水水域均有分布。国外分布在朝鲜、北美等。中型个体，壳高约 44.4 毫米，宽 27.5 毫米。贝壳近宽圆锥形、具 6～7个螺层，每个螺层均向外膨胀。螺旋部的高度大于壳口高度，体螺层明显膨大。壳顶尖。缝合线较深。壳面光滑无肋，呈黄褐色。壳口近卵圆形，边缘完整、薄，具有黑色框边。厣为角质的薄片，小于壳口，具有同心圆的生长纹，厣核位于内唇中央。

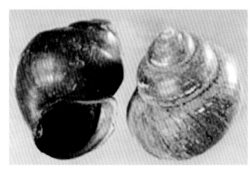

图 1-77 中国圆田螺

78. 三角帆蚌（图 1-78）

别名：河蚌、珍珠蚌、淡水珍珠蚌、三角蚌。广泛分布于湖南省、湖北省、安徽省、江苏省、浙江省、江西省等地区，尤以我国洞庭湖以及中型湖泊分布较多。壳大而扁平，壳面黑色或棕褐色，厚而坚硬，长近 20 厘米，后背缘向上伸出一帆状后翼，使蚌形呈三角状。后背脊有数条由结节突起组成的斜行粗肋。珍珠层厚，光泽强。铰合部发达，左壳有 2 枚侧齿，右壳有 2 枚主齿和 1 枚侧齿。雌雄异体。

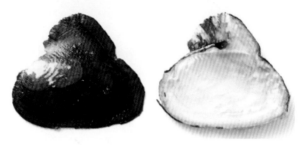

图 1-78　三角帆蚌

79. 背角无齿蚌（图 1-79）

别名：菜蚌、河蚌、湖蚌、蚌壳、无齿蚌、圆蚌等，是蚌科无齿蚌属的一种。壳长达 20 厘米，呈有角突的卵圆形，前端圆，后端略呈斜截形。壳薄，微膨胀，壳面平滑，生长线细，3 条肋脉。无铰合齿。我国各地江河、湖沼中均有分布。肉可食，也适作鱼类、禽类的饵料和家禽、家畜的饲料。

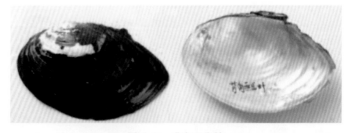

图 1-79　背角无齿蚌

80. 象拔蚌（图 1-80）

象拔蚌是双壳类个体较大的种类。壳近椭圆形，大而薄脆，以韧带铰合部相连，铰合部有铰合齿，通常左壳上的铰合齿大些。壳上有生长轮纹。成体软体部大，特别是粗大而有伸缩性的虹管伸出壳外，觅食时可伸长达 1 米左右。主要分布在北美洲的太平洋沿海。

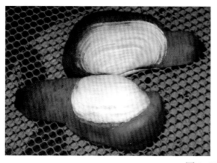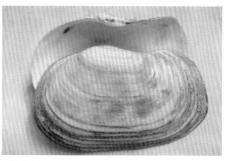

图 1-80　象拔蚌

二、世界及我国主要养殖贝类

浅海养殖贝类不需投饵，可养海面辽阔；滩涂养殖一般也不需耗资建立养殖地，放养苗种后一般 1 ～ 2 年即可采收，成本低而收益高。因此，贝类养殖已成为海水养殖业的最重要组成部分。世界主要养殖贝类的国家有美国、法国、英国以及日本、中国等。已养殖的贝类有近百种，主要为海产贝类，也有少数陆生和淡水种（表 1-1）。

表1-1　世界和中国主要养殖贝类

生态类型	类别	种名	主要养殖国家和地区
海生	牡蛎	长牡蛎（*Crassostrea gigas*）	日本、美国、英国、法国、中国
		美洲牡蛎（*C.virginica*）	美国
		欧洲牡蛎（*C.angalata*）	西欧沿海国家
		悉尼牡蛎（*C.commercialis*）	澳大利亚、菲律宾
		葡萄牙牡蛎（*C.angulata*）	中国
		近江牡蛎（*Ostrea rivularis*）	中国
	贻贝	贻贝（*Mytitus edutis*）	西欧沿海国家
		厚壳贻贝（*M.coruseus*）	
		翡翠贻贝（*Perna viridis*）	东南亚沿海国家
	扇贝	虾夷扇贝（*Patinopecten yessoensis*）	日本
		美洲扇贝（*Placepecten magellanicas*）	北美北部大西洋沿岸
		大扇贝（*Pecten maximus*）	英国
		栉孔扇贝（*Chlamys farreri*）	中国
		华贵带孔扇贝（*C.nobilis*）	中国

生态类型	类别	种名	主要养殖国家和地区
海生	缢蛏	缢蛏（Sinonovacula constricta）	中国
	泥蚶	泥蚶（Anadora granose）	东南亚、中国
	蛤仔	菲律宾蛤仔（Ruditopes philippinarm）	日本、美国、中国
	鲍	红鲍（Hationtis refescens）	美国
		皱纹盘鲍（H.discus hannai）	日本、中国
		杂色鲍（H.diversicolor）	日本、中国
淡水生	蚌	三角帆蚌（Hyriopsis cumingii）	中国
		许氏帆蚌（H.schlegelii）	日本
		皱纹冠蚌（Cristaria plicata）	中国
		河蚌（Corbicula fluminea）	日本
陆生	蜗牛	茄蜗牛（Helix pomatia）	法国
		糙蜗牛（H.aspersa）	法国

保健小知识

　　海八珍在众多的海产品中是指燕窝、海参、鱼翅、鲍鱼、鱼肚、干贝、鱼子和鱼唇，被视为宴席上的上乘佳肴，俗称"海八珍"。燕窝是生活在南洋群岛及我国南海诸岛的金丝燕所吐的黏液腺垒筑成的窝巢，其颜色洁白，呈半透明，自古就被视为稀有补品。海参是生长在海底岩石或海藻底层的一种棘皮动物。因其稀有、价高，且富含高蛋白、低脂肪，被视为海珍品。鱼翅是名贵的海味佳品，其丝状体洁白透明，富有弹性，含有丰富的蛋白质、钙、磷等物质，常被作为上等菜肴之原料。鲍鱼肉质细嫩，味道鲜美、营养丰富，且有调经利肠、滋阴等功效。鱼肚是用鱼的鳔加工而成。市场上常见的鱼肚都是干制品。食用时须泡发，即水发和油发两种，发后再烹制成各种佳肴，其具有补气血、润肺健脾、滋肝养胃、止血抗癌等药用功效，最适合老年人食用。干贝是用栉孔扇贝等的闭壳肌制成，每个扇贝只能取出一小块贝肉。食用时要将干贝用冷水浸泡、蒸软后食用，是一种高蛋白食品。鱼子（鱼卵）多用大马哈鱼鱼卵加工成的称红鱼子；用鲟鳇鱼卵制成的称黑鱼子。其营养价值较高，含有丰富的蛋白质和钙、磷、铁等矿物质，并含有脑磷脂等类营养素。鱼唇是采用鲨鱼、鳐鱼等鱼类的软骨唇部加工而成，含有丰富的胶质。

五、贝类养殖生产区的划型

1. 国外贝类养殖生产区的划型

由于工业污水和生活污水排放，近海海域受到严重污染，海水水质达不到一类海水水质标准的海区日益增多。生活在浅海滩涂上的贝类深受其害。双壳贝类有非选择性滤食的习性，在海域生长过程中极易积累富集环境中的有害物质，例如致病菌、贝毒、农兽药残、重金属等，若控制不当，食用后就会对人体健康产生危害。

为了确保人类摄食安全放心的贝类，必须对贝类的安全加以控制，为此，欧盟地区国家和美国、日本等发达国家都早已制定了有关法规和标准，建立起完善的贝类卫生监督控制系统。对贝类生产区域进行划分，根据鲜活双壳贝类生产和收获的区域里的所含微生物数量，按微生物的污染状况进行了分类。

保健小知识

欧盟贝类安全卫生标准

①A类：能够采集来直接供人类食用，即达到贝类安全卫生标准欧共体指令91/492/EEC的规定。

②B类：能够采集，但只有在暂养后或经净化中心处理后才能投放市场供人类食用。从这些地区采集的活双壳贝类以5管法3倍稀释度作MPN计数，在90%的样品中，粪大肠菌群不能超过6 000个/100克肉或大肠杆群不能超过4 600个/100克肉。在暂养或经净化后，必须符合91/492/EEC的规定。

③C类：海区区域的活双壳贝类以5管法3倍稀释度作MPN计数，粪大肠菌群不能超过60 000个/100克肉，能够采集，但必须经过相当长一段时间（至少2个月）的暂养后符合91/492/EEC的规定，可投入市场。

2. 我国贝类养殖区的划型

我国的海水贝类养殖生产区划型工作尚处于起步阶段。2007 年起，在广东省、福建省、广西壮族自治区、江苏省、山东省、浙江省、辽宁省、河北省以及青岛市、大连市和宁波市等沿海 11 个省（区、市）的部分海域组织实施了海水贝类养殖生产区划型工作，制定了我国的海水贝类生产区域划型标准。在 2007 年和 2008 年制定的标准中指出，养殖水域类别的划分主要以贝肉中的微生物指标作为划分依据，主要监测贝肉中大肠菌群数量。

在 2009 年制定的"海水贝类生产区域划型标准"中将养殖水域类型划分的依据修改为贝肉中的大肠杆菌含量，因此，可以说目前我国的海水贝类养殖生产区域划型工作已经与欧盟的相关规定部分接轨。在贝类产品卫生指标监测方面，为配合贝类划型工作的开展，我国专门下达了贝类产品有毒有害物质残留监控计划，目的是为进一步探索贝类划型工作的实施方式。目前，贝类产品有毒有害物质残留监控计划要求每季度开展 1 次监测工作。

保健小知识

我国贝类安全卫生标准

我国现行标准依据每 100 克贝肉中的大肠菌群数量将养殖生产区划分为一类区、二类区、三类区。第一类区域生产的贝类产品可直接上市并可供生食；第二类区域生产的贝类产品可直接上市，但不能生食；第三类区域生产的贝类产品需经暂养净化，大肠菌群值达到二类区域规范数值后方可直接上市。

六、贝类有哪些危害？

贝类中毒，是指食用含毒素的贝类引起的中毒。在食用某些贝类后可发生中毒，主要症状是麻痹，故称麻痹性贝类中毒。贝类所含毒素主要为神经毒。最早分离提纯的称为石房蛤毒素，易溶于水，耐热，易被胃肠道吸收。从藻类分离出的纯毒素与得自贝类的毒物相同。

1. 有毒贝类的危害特点

有毒和传染性疾病的贝类中，现知大约85种对人类会引起中毒或接触中毒。许多贝类食后中毒，是因为他们吃了含有毒性的双鞭藻等食物所引起的。如香螺的唾液和唾液腺中，含有四胺铬物等毒素；骨螺的鳃下腺中有骨螺紫毒素；荔枝螺中有千里酰胆碱和丙烯酰胆碱；盘鲍的内脏中有感光力的色素，人食后在皮肤上常出现发烧、针刺、发痒、水肿以及皮肤溃疡等症状。

线纹芋螺（图1-81）的口腔内部有毒腺和箭头状的齿舌，被它刺伤后，受伤部分就要溃烂。如我国南海产的织锦芋螺（图1-82）等均有毒，采集时应特别注意。有些淡水和陆生的腹足类，是人体和家畜寄生虫的中间宿主，如日本血吸虫的幼虫寄生在钉螺内，萝卜螺是肝片吸虫的中间宿主，它们对人体或家畜，都有不同程度的危害。

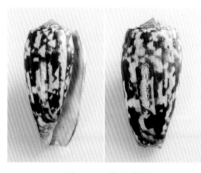

图 1-81　线纹芋螺

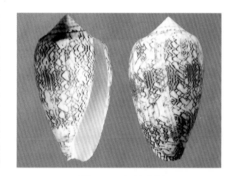

图 1-82　织锦芋螺

保健小知识

芋螺的毒性

大多数芋螺以海底蠕虫或其他软体动物为食，这类芋螺个头小，对人体基本上不构成致命威胁。如织锦芋螺，其毒素可使捕食的软体动物瞬间麻痹，却不能杀死一只老鼠。但是，也有一些芋螺以鱼类为食，这类芋螺壳口开阔，可生吞鱼，毒性极强。如果人被这种芋螺攻击，毒性发作很快，从被咬到毒性发作也就是五六分钟，而且由于没有螺毒血清，全世界的医生都一样无能为力。

2. 对生态环境带来危害的贝类

对农业的危害陆地上的非洲大蜗牛（图1-83）、蛞蝓是果园、菜地及农林的害虫。海洋中食肉性的贝类，如玉螺、荔枝螺、红螺等能捕杀贻贝及蛤仔，特别喜食它们的幼苗而造成严重的损失。又如，一些草食性的种类，能食海带、紫菜等的幼苗，对藻类养殖造成危害。

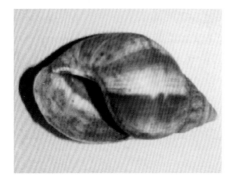
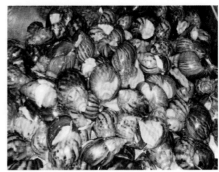

图 1-83　褐云玛瑙螺（非洲大蜗牛）

保健小知识

褐云玛瑙螺

褐云玛瑙螺原产于非洲，现在世界各地均有分布，我国南方沿海各省也有发现。其繁殖力极强，破坏力强大。危害500多种农作物，是中国首批公布的有害外来入侵生物。褐云玛瑙螺于1938年引入中国，二战期间，日军为解决食肉问题将其引入其占领的多数太平洋海岛，并繁衍至今。1966年，一位小男孩将其作为宠物引入美国迈阿密，不料导致泛滥，美国政府花费无数人力与物力，历经近十年才控制住其蔓延势头。

---

3. 对停泊、行海和建筑物体带来危害的贝类

对港湾建筑、交通运输和工业的危害海洋中的船蛆、海笋等类是穿凿木材或岩石穴居的种类，对于海中的木船、木桩以及海港的防护和木、石建筑物危害很大。

4. 有毒贝类知多少？

陆地上有毒的咬人动物种类很多，最常见的有毒蛇，它的体形吓人，

具有尖锐的毒牙。在乡间大人经常教育小孩不要到树丛草莽之处玩耍，以免被毒蛇所咬。而毒蛇由于长相丑陋，一般人见了都退避三舍。可是在那碧波荡漾的大海之中，和海藻繁生红绿相间的海滨之上，却有许多种鲜艳多彩，光怪绮丽，令人喜爱的有毒贝类，往往在你不留意时，被其刺伤，重者可以致死。

芋螺在我国南海大约有60多种，个体不大，由于形状略似鸡心，又名鸡心螺，在黑色的螺体上装饰着白色的斑点，还有一种螺体乳白色带有黑褐色斑点，因为它们的螺壳绚丽多彩，惹人喜爱，使人难以相信它们是有毒的贝壳。但是，当你用手去抓它时，它就会突然用它那带有毒液的齿刺破你的手，使人万分疼痛，有的人竟会因此而中毒死亡。由于当地人了解芋螺的习性，他们会事先告诉旅游者芋螺毒性很大，不能用手去抓它，所以被芋螺咬伤致死的事情发生的并不太多。

章鱼又名八带蛸，因与乌贼、柔鱼等一样，头和足连在一起，故属头足类，也是贝类的一种。它的八条长满吸盘的长腕不停地蠕动着，身上的色彩不断地变化着。它的体内有一个含有墨汁的囊，在遇到危急时会喷出墨汁使海水变褐，此时章鱼可在这烟幕的掩护下逃脱敌人的侵害，这些墨汁的烟幕对别的动物有麻醉的作用。此外，大多数头足类的唾液腺都有剧毒，在咬伤其他动物时，毒液可通过伤口而毒害它们。章鱼是下酒的佳肴，但很少人知道它会咬人致命。

5. 春夏季如何保证贝类食用安全

海产品口味鲜美，营养丰富，已成为餐桌上的"常客"。但是，食用海鲜也应有所讲究，因为海鲜可能会导致某些过敏体质者发病，引发危险。尤其是某些贝类产品，食用不当还会引起中毒。春夏季到来，各种贝类水产品陆续上市。但是，不少消费者对贝类水产品并不了解，怎样才能既饱口福又保证安全呢？下面就如何保证春夏季贝类消费安全的有关情况进行介绍。

我国贝类年产量达1 000多万吨，贝类以其鲜美的口味，丰富的营养，深受广大消费者喜爱。为了确保贝类水产品的食用安全，我国政府有关部门做了大量工作。农业部自2003年开始在全国主要贝类生产区域开展了对贝类产品质量安全的监控工作，一些产区还建设了贝类净化中心；卫生部及各级食品卫生管理部门也建立了消费预警公告制度，以保障消费者的食用安全。但贝类产品在生产、流通、销售各环节中容易受环境影响被污染或变质，因此，消费者应在超市、大型批发市场等正规渠道购买贝类产品，在食用时尽量不要生食或食用未煮熟的贝类产品。同时，要注意国家有关部门的消费预警公告，不要食用处于预警期、有安全隐患的贝类。

如织纹螺，织纹螺（图 1-84）俗称海丝螺，也有地方称为麦螺、白螺、甲锥螺等。主要分布在我国南北沿海，以天然采捕为主，不是我国的主要经济贝类，产量不大，主要在沿海地区的消费者中有食用织纹螺的习惯，在内地部分城市中也有少量消费。一般情况下织纹螺是没有毒的，但在特定情况下，会通过食物链富集一种毒素，人如果食用带有毒素的织纹螺后会导致中毒。食用织纹螺中毒现象的发生具有较强的季节性，主要集中在 4～8 月，这与织纹螺的生长环境和食物链的构成随季节变化有关。中毒症状视中毒程度而不同，轻者以恶心、呕吐为主，伴口唇发麻，重者会先出现口、唇、舌、手指发麻，继而颈部发麻、四肢无力，头晕，头昏，言语含糊不清，严重者出现昏睡等症状。

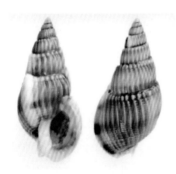
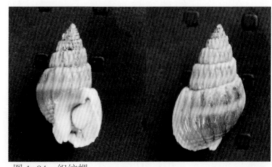

图 1-84　织纹螺

针对食用织纹螺可能会导致中毒的情况，我国各地制定了相关的管理规定。那么消费者如何识别织纹螺呢？

我国发生的贝类中毒的表现以麻痹型及日光性皮炎型为多见。食用贝类发生中毒时，应立即到医院就诊；停止食用并妥善保管剩余贝类，送有关部门检验。注意当地海洋环保部门发布的有关海域的赤潮信息，不食用发生赤潮海域的贝类。食用贝类时，应去除其内脏并清洗干净。

保健小知识

怎样识别织纹螺

可以从大小、外形、颜色等来识别。织纹螺的外形呈长卵圆形，顶部为尖锥型，外壳结实，壳面为灰褐色或黄褐色，长1～2厘米，螺层为7～9层，顶部数层有凸起的纵向细肋。而其他经常被食用的海水螺类，如东风螺（也叫花螺）为黄白色外壳，表面光滑并具有长方形的紫褐色斑块；红螺、香螺等则个体相比织纹螺要大许多倍，一般都在7～8厘米以上，辨别还是比较容易的。

---

6. 何谓毒贝和贝毒？

毒贝和贝毒，字序相异。虽有相似或相同的毒害效应，但却有各自特定的含义。

（1）毒贝

系指毒腺或唾液腺能分泌毒液的贝类。在10万多种贝类中，对人类有毒的贝类约百种，如芋螺等。

生活在海边的居民都了解这一习惯，到南海采集贝类时不可直接用手拿，也不可把标本放在口袋里的道理。原来这是芋螺在作怪。芋螺为上宽下窄倒置的圆锥体，色彩斑斓，因形似鸡心又名"鸡心螺"。在我国南海已报道近60种。芋螺有一个操作灵活的吻，当吻外伸时，齿舌囊中那成对排列有倒钩的箭状齿便会一个个地滑到口腔里，然后刺向猎物。穴居于沙滩的芋螺常攻击那些停留在沙面上的小动物。软的腹部是箭状齿易攻击的部位。穿透采集者的衣袋则是轻而易举的事。最毒的芋螺是地纹芋螺，螺层肩部有一列结节突起，壳面淡黄饰有褐色的网状花纹，多见于我国海南南部珊瑚礁中。据报道，被芋螺刺过的38例中毒事件中，就有11例受害者命丧黄泉。被刺时可能不发生疼痛，但最终会导致呼吸障碍，有时仅1毫克毒液（神经毒素）就能置人于死地，因此，及时使呼吸复苏是救命的关键。

（2）何谓贝毒？

严格说，贝毒和有毒的赤潮生物，即与一种海洋中的藻类有关（注：能形成赤潮的藻类有 184 267 种，其中有毒藻类约 60 ～ 78 种）。海洋中众多的鱼、贝类以海藻为生，而海藻为了生存，往往产生一些使食藻动物拒食或毒化的次级代谢物——"化学毒素"，但有的赤潮生物并无毒素，如夜光虫、动物幼虫等引起的赤潮），有毒赤潮生物的毒素富集于贝类，经食物链传递（吃上述的贝类）而危害人类。贝毒主要包括四类：麻痹性贝毒、神经性贝毒、腹泻性贝毒和西加鱼毒。麻痹性贝毒可使身体部分感觉或运动功能丧失；神经性贝毒可引起头晕、昏迷；腹泻性贝毒可引起食用者腹痛、呕吐、腹泻。西加鱼毒素是一种由底栖微藻类分泌产生的神经性毒素，经食物链在贝类中积累，从而影响人，西加鱼毒主要中毒症状包括呕吐、腹泻、四肢及口角麻痹、关节及肌肉疼痛等，病症可持续数天至数月不等。显然，贝毒是外源性的，不是贝类本身分泌产生的。

保健小知识

据报道，截至 2011 年，人们在澳大利亚、意大利、日本、新西兰、挪威、葡萄牙、西班牙、法国、加拿大等国家海域出产的数十种贝类中发现了贝毒。在我国近海水域已发现能够产生贝毒的藻类达 5 种之多。由于贝类的结构分和毒理机制的差异，对于不同地区、不同品种的贝类，其毒性是不同的。因此，欧盟食品安全局（EFSA）经健康风险评估，将食用 400 克贝肉作为急性风险评估的最大摄入量，即贝毒限定量为 1 毫克/千克以内。

目前，贝毒的检测方法主要有传统方法小白鼠生物检测法，这是唯一国际上都能接受的方法，应用广泛。免疫法是利甲抗原—抗体反应确定毒素类型及含量，包括 ELISA、RIA、EIA 及 S-PIA 法等，其专一性强，而且灵敏度高；高效液相色谱（HPLC）检测法及毛细管电泳法，都可进行贝毒的检测。

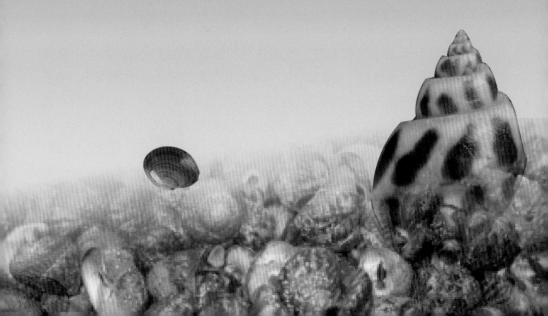

第二章

贝类的营养
与功能

贝类的营养特点是高蛋白、高微量元素、高铁、高钙和少脂肪，与肉类相比对人的营养和健康更为优越。贝类含一种具有降低血清胆固醇作用的代尔太 7– 胆固醇和 24 亚甲基胆固醇，它们兼有抑制胆固醇在肝脏合成和加速排泄胆固醇的独特作用，从而使体内胆固醇下降，它们的功效比常用降胆固醇的药物谷固醇更强。人们在食用贝类食物后，常有一种清爽宜人的感觉，这对解除一些烦恼症状无疑是有益的。

一、吃贝能补充哪些基本营养成分

贝类营养价值较高且味道鲜美。其肌肉细嫩，各微量元素之间的比例恰当，蛋白质含量高，脂肪含量少，容易被人体消化吸收。贝类含有丰富的钙等微量元素，如碘、锌、硒、铜、铁、钴，尤其是海蛎肉，是所有贝类中含锌量最高的食物。中医认为，贝类有化痰之功效，有的贝类还有润脏的作用。所有人都可以吃贝类，高胆固醇、高血脂体质的人以及患有甲状腺肿大、支气管炎、胃病等疾病的人尤为适合。此外，贝类含有 B 族维生素，像维生素 B_1、维生素 B_2、维生素 B_6、维生素 B_{12}、尼克酸（维生素 PP）等，有保持皮肤光泽的功效。

贝类的基本营养成分

远在公元前 3 世纪左右，我国最早的医学文献《黄帝内经》中就有以 "以鲍鱼汁治血枯"的记载 "，说明海洋贝类除供人类食用以外，早已有着悠久的药用历史。已知我国近海约有贝类 3 000 余种，入药的仅有近140 种，目前成功地进行海水养殖的贝类品种更少，仅限于近江牡蛎、长牡蛎、褶牡蛎、文蛤、栉孔扇贝、华贵栉孔扇贝、西施舌、泥蚶、毛蚶、魁蚶、翡翠贻贝、贻贝、马氏珠母贝、企鹅珍珠贝、杂色鲍和皱纹盘鲍等。食疗在我国有着悠久的历史，特别是中医营养学的 "药食同源"、"药食同理"和 "药食同用"的理论是保健食品的理论基础之一，已形成中国独特的保健食品科学，在世界饮食文化中享有盛誉。

"夫药有温凉寒热之气，辛甘酸苦成之味也"，海洋中药也不例外，而且与陆生动物药相比，海洋中药又具有甘、成、寒、平的药性特点，因此独具调理先天之本和后天之本的肾脾双补的治疗效用。贝类由于其久潜水底之泥沙中，海水更助其成寒，因此，贝类大多具有清热泻火、凉血解毒、镇静安神、软坚散结和平肝潜阳等作用。古代医学已有众多记载，扇贝有"大气调中，利五脏，疗消渴，消腹中宿食"的功能；牡蛎主"男子遗精、虚劳乏损，补肾正气，止盗汗，去烦热，治疗寒热疾，能补养安神，治癫痫"；鲍鱼壳是一种名贵中药材，可"治目，故日决明，性平，味咸，入肝、肺二经，功能平肝潜阳，除热明目，通淋"；文蛤"能润五脏、止渴、开胃、成能人血软坚"；马氏珠母贝可"安神定惊、平肝潜阳、明目去翳、清热解毒、收敛生肌"；翡翠贻贝肉可滋阴补肾，养血调经；毛蚶"壳可和胃制酸、化痰软坚，肉可补血、健胃"等，揭示出海洋贝类"食药同源"的悠久历史和巨大的开发潜力。

（1）脂质

贝类食物中含有多种固醇物质，其中胆固醇的含量并不高，不足总固醇量的一半，其余非胆固醇、甾醇大部分不能或很难为机体所吸收，因此，贝类不产生升血胆固醇效应。贝类所含的脂肪量相当低，一般在2%左右，相对于蛋白质含量，其脂肪更低于一般动物性食品，而且其中Omega-3系列的多不饱和脂肪酸含量相当丰富，约占总脂肪酸量的9%～45%，其中的EPA（鱼油的主要成分）和DHA（俗称脑黄金）可降低血浆中甘油三酯和血浆胆固醇水平，改善机体脂质代谢。而贝类食物中富含的磷脂成分如磷脂酰己醇胺也具有一定的降血脂作用，因此，贝类是一种良好的低脂膳食。

（2）氨基酸及活性蛋白

贝类是一种高蛋白食品，特别是必需氨基酸含量丰富且均衡，与陆上植物的必需氨基酸有一定的互补性。贝类氨基酸的特点是牛磺酸含量非常丰富，牛磺酸是人脑内含量最高的一种游离氨基酸，具有抑制血小板凝集、降血脂、降血压、降低胆固醇、保护视力，促进大脑发育及防治胆结石等多种生理功能。已有研究表明，珍珠药效作用的主要成分即是牛磺酸，在治疗病毒性肝炎和功能性子宫出血方面已得到临床应用。有资料显示贝类生殖腺中谷氨酸、甘氨酸及精氨酸的含量也极为丰富，它们具有调节体内氮平衡，预防血氨过高所导致的昏迷，提高机体免疫力等生理功能。鲍鱼的保健功能人尽皆知。鲍灵是鲍鱼中提取出的一种糖蛋白，具有抗肿瘤、抗菌、抗病毒作用。从水产品鱼虾贝类中提取的三碳、八碳、十一碳活性肽对高血压患者有降压作用，而对正常人无降压作用，因其食用安全性高而成为竞相开发的热点。从栉孔扇贝中提取的多肽（取名海洋肽）具有抗皮肤衰老功能，现已制成面膜。

（3）糖类

牡蛎所含牡蛎多糖（OGP）具有降低血清胆固醇、防血栓等功能，而且牡蛎糖元含量很高，其提取物中的糖元占 20% ～ 40%。补充糖元可抗机体疲劳、改善心脏及血液的循环功能、增进肝脏的功能并对糖尿病十分有益。我国首次从鲍鱼中分离出鲍鱼多糖，具明显的体内抗肿瘤生长作用，有望成为海洋新药。从马氏珠母贝糖胺聚糖及翡翠贻贝糖胺聚糖的实验已证明具有抗肿瘤抗凝血等生物活性。文蛤多糖经实验证明对小鼠移植性肿瘤有显著疗效，对非特异性免疫、体液免疫和细胞免疫具有保护作用，有望开发成抗癌新药。

（4）微量元素

海产贝类含有多种人体所需的微量元素，牡蛎含锌、锰量非常高，马氏珠母贝含锌量居次，而硒含量最高，紫贻贝和海湾扇贝含硒量也很高，硒作为谷胱甘肽过氧化物酶的活性中心元素参与机体的物质能量代谢，为人体生长发育所必需。马氏珠母贝的含铁量较高，翡翠贻贝肉含锰较高，高于牡蛎、扇贝和马氏珠母贝，而锰在增强人体免疫功能、抗衰老和补肾壮阳方面具有重要作用，它与铜、锌等元素协同作用可能与翡翠贻贝所具有的益精养血作用机制有关。贝类所含的活性钙一直是研究热点，由于它具有的易消化性而成为补钙佳品。如表 2-1 所示。

表2-1　6种贝类矿质元素的含量　　　　　　　（单位：毫克/千克）

贝类品种	钾	钠	钙	镁	磷	铜	铁	钴	锰	锌	硒
翡翠贻贝	305.2	1430	210.3	312.4	91.40	25.12	55.16	0.121	6.13	56.14	0.647
栉孔扇贝	544.3	610.3	19.2	284.3	341.2	16.23	42.41	0.148	7.26	20.51	0.604
近江牡蛎	1951	3720	561.4	475.2	220.4	32.15	10.94	0.130	10.42	161.1	0.456
丽文蛤	568.1	1430	104.1	151.1	342.0	17.25	9.59	0.132	12.71	14.82	0.135
毛蚶	541.3	2060	67.1	292.3	104.3	4.73	12.84	0.170	20.17	9.22	0.144
长竹蛏	2922	2151	83.4	425.1	577.0	4.24	13.01	0.131	15.16	17.17	0.155

（5）其他成分

腺苷一磷酸（AMP），文蛤、蛤仔、鲍鱼的水提物中存在的AMP能拮抗去甲肾上腺素的小动脉扩张因子。海产品水提物中的AMP经吸收后代谢为腺苷时的血管扩张作用比单纯饲喂AMP的效果更强。为具有扩张小动脉作用的功能海产品，它们对以小动脉痉挛为病理生理基础的疾病（如高血压、血栓闭塞性脉管炎以及雷诺病等）具有预防和治疗价值。文蛤核酸含量高达30%～40%，具有提高免疫力等功能。

二、贝类有丰富的功能性营养成分

1. 什么是功能性食品

功能性食品是指具有营养功能、感觉功能和调节生理活动功能的食品。它的范围包括：增强人体体质的食品；防止疾病的食品；恢复健康的食品；调节身体节律的食品和延缓衰老的食品。

2. 贝类含有丰富的功能营养成分

贝类以其悠久的药用历史、丰富的资源和较小的开发领域成为开发功能食品的良好资源。资料表明，各国学者应用现代研究方法已经从双壳贝类软体部位中分离和鉴定出了许多结构新颖、作用独特的天然物质，其中，主要有多糖及其复合物、活性肽、牛磺酸等，具有很高的药用价值。

（1）多糖及其复合物

目前，国内外学者已经从多种贝类软体中提取出具有与植物多糖相似生理活性的多糖类化合物，该类多糖的研究是新药开发的重要方向之一。

从文蛤软体中提取出含有生物活性的多糖类物质和从我国近江牡蛎肉中得到牡蛎多糖研究表明，该多糖能增强小鼠细胞免疫、体液免疫功能，并有一定的抗肿瘤和抗氧化作用。从河蚌中提取的河蚌多糖，其纯度含量最佳，药理研究显示，该多糖具有对心血管系统的保护作用、抑制肿瘤细胞生长的活性、增强巨噬细胞的吞噬作用等。

经过结构研究表明此多糖的基本单元主要由葡萄糖、氨基葡萄糖、半乳糖和葡萄糖醛酸等4种成分组成。此外，还有多种多糖复合物从贝类软体中提取分离出来，如糖蛋白、糖肽等，具有与多糖相似的药理作用。

（2）活性肽

活性肽是指具有特殊生理功能的肽类物质，其结构可以从简单的二肽到较大分子的多肽。活性肽现阶段主要研究方向为抗肿瘤，并已取得很大进展。在文蛤软体中提取得到一种肿瘤抑制因子，对小鼠S180肉瘤有显著的抑制作用，经过对其成分的下一步探讨，指出其是一类分子量小于10 000的多肽类物质。从牡蛎匀浆液中分离得到一种具有抗肿瘤作用的低分子牡蛎活性肽1（bioactive peptidesof oyster1，BPO-1），实验表明，该物质可以明显抑制胃腺癌和肺腺癌的细胞生长。从扇贝中提取出一种多肽（polypeptides from chlamys farreri，PCF），发现其能促进人脐血干细胞分化的功能。此外，如牡蛎、贻贝等双壳贝类血浆中含有一类小分子阳离子且富含半胱氨酸的活性肽，研究发现，该活性肽具有抗菌的活性，是贝类免疫体系的重要组成部分。

（3）牛磺酸

牛磺酸是一种含硫的 β- 氨基酸，也是一种重要的生物活性物质，具有促进生长发育、改善视力、调节血糖、保护心肌细胞等功效。随着对其生理作用的深入认识，市场需求逐步增长，因此有着广阔的前景。

牛磺酸以游离形式广泛存在于海产品及哺乳动物的几乎所有脏器中，尤其在贝类、甲壳类动物中牛磺酸的含量最多。从新鲜珍珠贝母软体提取物中，通过细胞自溶破壁 40 小时后，得到较高含量的牛磺酸，占氨基酸总量的 80.6%。从四角蛤蜊中提取得到牛磺酸，为蛤蜊的开发利用奠定了实验基础。

（4）其他

早在 20 世纪 70 年代，曾有学者在淡水贝类软体部位的小肠上皮组织和血淋巴提取物中，发现了免疫活性胰岛素或其类似物，药理实验证实其有调节糖代谢的功效，可以有效降低血糖浓度，为开发新药提供了依据。萜类和甾醇类物质由于具有显著的生物活性，一直受到广泛重视。自 20 世纪 80 年代以来，从海洋生物中相继发现了许多结构新颖的该类化合物，其中，在贝类中也有发现，如在扇贝中发现了 24- 失碳甾醇。另外，还有多种不饱和脂肪酸、氨基酸、微量元素和腺苷被发现。贝类软体部位的物质成分研究还有待于进一步发展，尤其应当加强对淡水贝类的研究。

3. 贝类生物活性物质的生物功能

（1）抗肿瘤作用

目前，广泛应用于抗肿瘤的药物绝大多数为化学合成物，具有很强的细胞毒性和不良反应，且恶性肿瘤细胞长期接触这些药物后，容易产生耐药性，因此，开发新药成为研究热点。经过大量药理实验，发现双壳贝类软体提取物中含有多种具有抗肿瘤活性的物质，其中研究较多的主要是多糖类化合物、活性肽和甾类等。

（2）免疫调节作用

由于现阶段人们生活饮食不规律造成免疫力降低，引发了一系列疾病，因此，开发增强免疫力的药物和保健品具有重要意义。多项研究结果表明，双壳贝类软体含有多种免疫调节活性物质，在增强免疫方面效果显著。

（3）抗炎、抗病毒作用

现阶段，大部分解热镇痛抗炎药物的作用机制为抑制体内环氧酶

（COX）的生物合成，但由于选择性差，易引起心血管方面的不良反应，所以，开发高选择性的 COX 抑制药有着重要意义。厚壳贻贝脂溶性提取物具有很强的抗炎作用，能显著抑制大鼠棉球肉芽肿和大鼠佐剂性关节炎原发性和继发性症状，且无明显不良反应，为新型抗炎药物的开发提供了理论基础。

近年来，研究人员还发现部分贝类多糖具有抗病毒的活性，从文蛤中分离出一种多糖，其能通过抑制病毒 – 细胞融合来发挥抗 HIV 活性，有望开发出相应的药物。

（4）调节血糖作用

牡蛎提取物能刺激胰岛素分泌，减轻胰腺负担，对降低血糖、尿糖，改善临床症状效果显著。有文献指出，贝类中含有的牛磺酸与其降血糖作用有密切联系。研究发现，牛磺酸有胰岛素样效应，对胰岛 β 细胞有保护作用，推测牡蛎提取物有效成分可能为牛磺酸。也有研究发现贝类中含有的多糖有降血糖的作用。

（5）其他

据报道，河蚌具有镇痛、降血压的功效，由于其含有丰富的蛋白质和微量元素，也是新型饲料的开发源。贝类（牡蛎、贻贝、扇贝）提取物能降低血浆及血管壁中血栓素 A_2 水平，具有调节其与前列环素平衡、抑制血栓形成的作用，有利于防止动脉粥样硬化的形成和发展。文蛤水提液有扩张小动脉作用，对以小动脉痉挛为病理性基础的疾病具有预防和治疗价值，其有效成分被认为可能是腺苷相关物质。

此外，由于贝类具有独特质构，会使食用时的咀嚼量增加，而咀嚼有助于促进唾液的分泌，进而增进食物的口味和易消化性，而且已证明咀嚼有助于学习和记忆能力的提高。

由于贝类资源丰富，且其软体部富含多种生物活性物质而备受国内外医药界的重视，目前研究已取得了丰硕的成果。我国也在该领域取得了一定的成果，如开发了海王金樽、文蛤精、金牡蛎胶囊等产品。总之，贝类具有广阔的开发前景，是新药、保健品和功能性食品的新来源，具有良好的市场潜力。

三、贝类体内富含的呈味物质

（一）贝肉的味

动物体一般具有鲜味的物质，主要有琥珀酸、氨基酸、肽、核苷酸等。贝类也不例外，在某些方面更丰富，下面介绍几种呈味物质。

1. 琥珀酸

琥珀酸在鸟、兽肉及鱼中均有少量存在，而在贝类中含量最多，是贝类鲜味的主要成分，不同贝类琥珀酸含量如表2-2所示。

表2-2　不同贝类琥珀酸的含量

贝类	含量（%）	贝类	含量（%）
蚬肉	0.14	螺肉	0.07
干贝	0.37	牡蛎	0.05
蛤蜊	0.14	鲍鱼	0.03

琥珀酸为无色柱状，难溶于冷水，随温度上升而溶解度增加。琥珀酸除了酸味外，还有独特的味道。

琥珀酸的钠盐有2种，即一钠盐和二钠盐，其钠盐的溶解度都大于游离酸。

2. 谷氨酸

最初在海带中发现谷氨酸。谷氨酸在贝类中含量较高，它的熔点为$202 \sim 203℃$，在水中溶解度较小，但其钠盐溶解度较大。谷氨酸具有酸味和鲜味，经适度中和成一钠盐后，则酸味消失而鲜味显著。

谷氨酸的鲜味与酸碱度有关，当pH值为3.2时，其呈味最低；pH值在6以上时，则几乎全部电离，鲜味最高；pH值在7以上时，由于形成二钠盐，因而鲜味消失。

3. 核苷酸

贝类肌肉中含有丰富的核苷酸，而大多数植物中只含有少量的核苷酸。核苷酸是生物体中核糖核酸及该核苷酸生物分解或合成时的中间体。

重要的呈味成分为次黄嘌呤核苷酸（IMP）和鸟类嘌呤核苷酸（GMP），它们的钠盐与谷氨酸钠显示出强烈的鲜味的增效作用。

4. 游离氨基酸

多数贝类牛磺酸含量很高，脯氨酸含量一般都很低，谷氨酸的含量也较高。贝类的味根据不同的种类和氨基酸的组成、数量及其与有机酸、有机碱、碳水化合物等成分相互作用而形成固有的味道。

5. 贝肉中氮的分配

鲍鱼、蛤仔等贝类肌肉中游离氨基酸和结合氨基酸含量高，和含有较多的甜菜碱。

（二）味的差异

1. 种类与味道的差异

贝类的味，因贝类种类而异，即各种贝类均具有不同的独特性质。鲍鱼、红螺的肉干平滑结实，味道浓厚；缢蛏、贻贝的肉柔软多汁，味道爽淡。除了肉味外，脂肪组织、肉的结缔组织、内脏团多寡也影响贝类的味道多寡。

2. 年龄、性别与味道的差异

一般幼贝尚未成熟，不如成贝味美。幼贝除了水分含量大、提出物低外，肉质的硬度、大小及其他呈味成分也少。

雌、雄性别与味的差别，尚无明显的判断，一般认为，雌性味美，生殖腺脂肪含量也较高。像海湾扇贝等雌雄同体的贝类，无法以性别来区分食味差异。

3. 产卵期、养殖环境与味的差异

贝类产卵前，肌肉丰、脂肪含量高，贝味鲜美。当产卵后，体内能量消耗较多，贝体瘦，味道也差。另外，因所在海区和环境，所摄食饵料也不同，故贝味也有差异。

4. 部位与味的差异

贝肉因部位不同其味相差较大，如扇贝的贝柱，味最佳，而外套膜食味就略差。这与构成肌肉的纤维组织不同而相异。

5. 鲜度与味的差异

鲜活的贝肉味道最美，死后因呈味物质分解，味道就差。死后开壳过久，则不能食用。

四、野生贝类与养殖贝类有区分吗

随着我国水产养殖业的快速发展，人工养殖的水产品品种与数量越来越多，因而市场上销售的水产品就有了捕自天然的（也称为野生的）和人工养殖之分。有些水产品经营者为了迎合现代人"回归自然"的心理，常打出野生的品牌，并以此推高价格。对于贝类海鲜来说，究竟野生的与养殖的哪种更好一些呢？由于贝类大都生活在海底，活动能力不强，移动范围有限，有些品种如牡蛎等固着生活的种类一生都不移动，生存空间及活动范围等对其肉质和营养的影响远不如对鱼虾类那样明显。此外，贝类的摄食方式大都是滤食性，即通过过滤海水的方式来获取海水中的浮游生物作为饵料，无论野生的还是人工养殖，其饵料都取自海水中，饵料基本上是一样的，因而对于贝类来说，人工养殖的和野生的相比二者差别很小。

目前，国内市场上销售的海鲜贝类，有些以野生的为主，如蛤仔、

贻贝、文蛤、中国蛤蜊、缢蛏、海螺等；有的则以人工养殖的为主，如扇贝、牡蛎、鲍鱼等。究竟哪种是野生，哪种是人工养殖的，人们很难区分开。

目前，只有鲍鱼壳的颜色因鲍鱼的种类、摄取的食物、生长环境不同而有所差异，其他贝类无差异。市场上野生鲍鱼的价格要比养殖的鲍鱼昂贵许多，那么区分野生鲍鱼和养殖鲍鱼的关键是什么呢？

保健小知识

怎样区分野生鲍鱼和养殖鲍鱼？

野生的皱纹盘鲍多为褐绿色或褐红色，而人工养殖因投喂海带、裙带菜或以褐藻、绿藻配制成的配合饲料，会长出鲜绿色的外壳，投喂江蓠、龙须菜、紫菜则长出暗红色的。由于鲍鱼壳颜色的不可逆性，可以通过它来判断鲍鱼的出产地和养殖方式。整壳呈褐红色的为野生鲍鱼；绿色的为大连地区海上吊笼投喂海带养殖的鲍鱼；前边绿色后边褐绿色的为青岛地区潮间带养殖的鲍鱼；壳面呈现绿色和暗红色带交错的，则为投喂海带和江蓠、龙须菜、紫菜的福建吊笼养殖的鲍鱼。

五、贝类保健品

海洋贝类资源因其富含生理活性物质而深受国内外科技与产业界的重视，有关研究开发已取得了丰硕成果。国外，尤其在日本，以牡蛎提取物为主要成分近年开发出大批不同类型的保健品，进入市场的商品已达70多种，年产值达数百亿日元。以海洋贝类为主要原料，我国近年亦相继开发出：金贻贝胶囊、活力钙、海力宝、海珍精胶囊、东海三蚝、海宝养生源胶囊、海王金樽、乌贝散、海墨素片、多贝保胶囊和文蛤精（商品名为海吉雅）、壮骨冲剂、珍珠精田注射液等，与国外产品相比质量毫不逊色。

牛磺酸等生理活性物质及其相关产品部分指标甚至超过国外同类产品的标准，开创了我国贝类资源高值化开发的成功范例。利用牡蛎开发出新型中性全溶活性钙，富含人体所需的微量元素，成为理想的补钙佳品。与此同时，对海洋贝类资源废弃物下脚料的综合开发进一步推动了资源利用向良性循环发展。

1. 牡蛎保健功能食品

牡蛎含有丰富的糖原、牛磺酸等，有着显著的层疗保健功效。日本等国对牡蛎功能食品的开发较为盛行，仅日本市场这类产品就有 70 多种，其加工方法多用蛋白酶水解技术提取牡蛎肉中具有广泛生理活性的物质，辅以亚油酸、维生素 E、大豆卵磷脂等，开发出各种类型的牡蛎功能食品。

（1）活性钙研究和开发引人注目

由牡蛎壳等水生贝壳经高温或高压处理所得的微粉化无机钙盐，主要化学成分为 $CaCO_3$、CaO 和 $Ca(OH)_3$，并含原料中原有的各种微量元素，极易被人体吸收。

（2）开发富含多种氨基酸、降低"三高"、增强抗疲劳和提高免疫力的功能产品

①东海三豪作为保健品商品上市。它是利用牡蛎等海味，经加工水解制成口服液，该口服液含蛋白质 45%，游离氨基酸 3.7%，碳水化合物 25%，矿物质 0.8% ~ 1%，另外还含有维生素 C 及维生素 B_2 等，具有清肺补心、滋阴养血、补肾益精、镇静安神的功效。②牡蛎 EXT 全营养片。该产品具有软坚散结、化痰润燥的功效，可用于保肝、调节内分泌、心脏病、高血压等。③金牡蛎胶囊。该产品具有降血脂作用，甘油三脂下降 39%，总胆固醇下降 19%，另外，还具有补血、抗疲劳作用及增加免疫力的作用。④牡蛎精粉，富含牛磺酸糖元及海洋生物特有的生理活性物质，人体必须的氨基酸，丰富及比例适当的锌、铁、硒等对人体有益的微量元素。

我国牡蛎资源十分丰富，开发牡蛎功能食品前景广阔。

2. 鲍鱼保健品

（1）石决明鲍壳

鲍鱼壳是中药材中的海产"石决明"，也叫"千里光"。它含有多种氨

基酸，其中，有多种氨基酸的含量比珍珠中的还高。将鲍壳洗净晒干后，即可入药。

（2）虫草鲍鱼精

将冬虫夏草和鲍鱼肉，应用生物酶学工程技术，制成"虫草鲍鱼精"及其他饮料食品，它具有明显的改善免疫功能、延缓衰老、增加机体血红细胞数和血红蛋白含量及提高机体耐力、消除疲劳等作用，是一种较好的保健饮品。

（3）鲍鱼精

选取上乘鲜活鲍鱼精制而成，内含极为丰富的海生蛋白质、多种氨基酸、碳水化合物、维生素 A、维生素 E 和维生素 B、铁、钙、碘等矿物微量元素，并含烟酸、叶酸、鲍精素Ⅰ和鲍精素Ⅱ等，是人体绝佳的营养补品。

（4）药物"鲍灵"

鲍肉与内脏的用药，是近年来新的研究成果。美籍华裔学者李振翩等发现，采用鲜鲍罐头汁饲喂的小鼠对试验性脊髓灰质炎有抵抗力，引起了他们对鲍进一步研究的兴趣。之后，又从鲍肉及其黏液中分离出"鲍灵Ⅰ–Ⅲ"的 3 种不为蛋白酶所分解的黏蛋白，在抑菌试验中，分别看到有抑制链球菌、葡萄球菌、疱疹病毒、脊髓灰质炎病毒及流感病毒等作用。

3. 乌贼保健品

（1）海墨素片（胶囊）

是用乌贼墨为主要成分，加工而成一种药品，主要功能收敛止血作用，可作为妇科药品。

（2）乌贝散

是用乌贼内壳，即海螵蛸加工而成的药品，主要功能制酸止痛，可治胃病等。

（3）安胃片

是用海螵蛸（去壳）为主要原料成分之一，加工而成的胃药，行气活血，制酸止痛等功效。

（4）中药海螵蛸散

具有定喘功效，主治小儿咳嗽等。

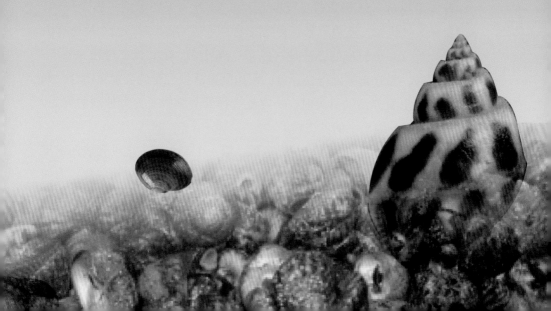

第三章

贝类的养生与
保健功能

贝类营养价值较高且味道鲜美。其肌肉细嫩，各微量元素之间的比例恰当，蛋白质含量高，脂肪含量少，容易被人体消化吸收。贝类含有丰富的钙等微量元素，如碘、锌、硒、铜、铁、钴，尤其是海蛎肉，是所有贝类中含锌量最高的食物。我国中医学者认为，贝类有滋阴明目、软坚、化痰之功效，有的贝类还有益精润脏的作用。大多数人都可以吃贝类，高胆固醇、高血脂体质的人以及患有甲状腺肿大、支气管炎、胃病等疾病的人尤为适合。

一、今天您吃贝类吗？

1. 贝类的挑选和购买

贝类种类繁多，一年四季都有可吃的贝类，贝类不同，吃的适宜季节也不同，因此，要根据不同季节进行挑选和购买。春季、秋季是吃扇贝、贻贝等贝类的季节，冬季是吃牡蛎的适宜季节，夏天正是吃蛤仔等滩涂贝类的季节，辣炒蛤蜊、原汁蛤仔……这些海产美味菜肴在夏天都人气极旺。可是，把贝壳烹调好了，却不是一件容易的事。

首先是挑选。谁都知道贝壳要吃"鲜"，万一买回家的贝壳是死的，不但口味大打折扣，还很容易有食品安全的问题。购买时，怎么挑选有活力的贝壳呢？一个简单的办法是，抓起一捧贝壳，在案板上轻轻摔一下。如果是死的，壳就会被砸得松开口；而如果是活贝，壳就会紧紧闭合。如果是水族箱里暂养活的贝类时，一定要选择外套膜触手充分伸展的贝类，有水管的种类伸缩出来的贝类购买。

其次是去沙。去沙主要有 3 个步骤。第一个是水养。把贝壳放在水里养一天，让它自己吐出沙来。如果是海水贝类，可以在水里放些盐；而如果是淡水贝类，可以在水里放些食用油，这样可加速泥沙的排出。第二个步骤是水焯。大火烧开一锅水，放入贝壳，迅速焯一下就捞起来。一般来说，只需要 30 秒钟就好。如果焯太久，贝壳的肉质会变老，鲜香的滋味也会受损。第三个步骤是挑沙线。打开贝壳，会看到里面有条细细的沙线，吃的时候需要把它除掉。用上面的方法，就能保证让你和家人吃到一顿鲜美的贝壳大餐了。

2. 如何给孩子做海鲜贝类食物

海鲜、贝类产品能给宝宝提供丰富的营养成分，和蛋白质、钙质与铁质、微量矿物质、胆固醇等。但是多吃，和吃的不恰当，不仅无效，而且会有负面作用。因此，在帮宝宝们烹调这些食物时，要特别注意。

（1）注意质地

由于海鲜贝壳类产品，不像一般鱼肉来得细致，所以，应该避免用油煎或是油炸来烹煮这类食物，以减少咀嚼时的不便。此外，在供应宝宝吃以前，可以先将食物切成小块或剁成泥状，或是在烹煮好后先用手或汤匙将食物撕成小丁，以方便小朋友咀嚼与吞咽。

（2）避免生食

贝类海鲜容易被肠炎弧菌所感染，特别是在炎热的夏季，一不小心就容易发生食物中毒情形。所以，在烹调前应用清水先将食物清洗干净，并彻底煮熟后再供应，若购买回家后没有马上烹煮或一次无法煮完，则应包装好冷冻起来，以避免污染到其他食物。

（3）减少用油量

之前已经提到过海鲜贝壳类等食物，含有较高的胆固醇；所以，在烹调时应少加油，可改用清蒸或是水煮的方式。

（4）注意过敏

海鲜贝类产品也容易引发过敏性症状，所以，有过敏体质的妈妈，应在怀孕期避免食用这一类食物；而有过敏体质的小朋友，也需要等到一岁半后才可以开始接触这类食物，且一次以一种为限，以免过敏性体质被引发。

二、吃贝能预防疾病吗？

贝类除了食用外，日本学者山村教授调查发现，海边常吃贝类的居民较不吃贝类的人，血中胆固醇的含量低得多。经对贝类成分的研究，否定了过去认为贝类含胆固醇多的说法。原来贝类含有 6 种与胆固醇类似但不是胆固醇的物质，如 24—甲烯胆固醇、β—细胞固醇、菜籽甾醇等，这些成分不仅不是胆固醇，而且有阻吸收胆固醇的作用。此外贝类还含有可降低胆固醇的牛磺酸，故常吃贝类，血清胆固醇自然就低了，起到预防心血疾病的作用。

贝类作为药用，我国古代医学文献早有记载，如《神农本草经》："文蛤主恶疮"，《本草经疏》："蛤蜊其性滋润而助津液，故能润五脏，止消渴，开胃也"，《本草汇言》："淡菜，补虚养肾之药也"。近代更进一步研究其抗菌、抗病毒及抗肿瘤的作用。

贝类的贝壳是传统中药材，如石决明、牡蛎、文蛤、瓦楞子、海螵蛸、珍珠等，有的被引入药典。其所以有治疗作用，是因壳所含成分之故，贝类除了含有大量的钙离子外，还含有铁、锶、镁、铝、锌、钠等元素及微量元素也十分丰富。贝壳药物普遍具有化痰止咳、软坚散结、明目退翳的功效。总之贝类的各种药用价值，可详见 2009 年出版的《中华海洋本草》海洋无脊椎动物药。

三、保健要选贝类

贝类以鲜嫩、味美而深受广大消费者欢迎。现在在各大水产品批发市场、超市、集贸市场以及各大饭店都有出售，购买较方便、简捷。贝类从产地到市场售销，中间环节应有暂养、杀菌过程。暂养一般使贝类自身体内积淤的脏物通过排泄进行清肠，再通过暂养循环水，排到池外，保持水质流畅清澄；同时进行杀菌工序，一般分两种情况：一种是臭氧进行间隔式杀菌，另一种是紫外线照射杀菌。也可以两者交替进行。暂养与杀菌过程一般情况需在 7 ~ 10 天，方能上市。消费者选购时，要看清存放贝类的水质是否清澄，有否排泄物。

1. 泥螺、蛏子和文蛤的选购和食用

泥螺、蛏子和文蛤等水产品，是人们喜爱的海产食品。不过，在选购时要特别注意质量，不然就会影响身体健康。

泥螺俗称"吐铁"，又名"麦螺"，是我国沿海的一种海涂软体动物，捕获后可以加工成醉泥螺或咸泥螺。选购这种水产品时一定要注意质量。质量好的泥螺：贝壳清晰，色泽光亮，呈青褐色；腹足（头盘或称舌）呈乳灰色，结实且脆；螺体深入卤中，卤液是深黄或淡黄色的，洁净无泡沫。变质的泥螺：贝壳颜色暗淡，与机体稍有脱离，并露出壳的白壁（俗称白点或亮点），腹足柔软发韧，因受热而引起发酵，故泥螺常浮于卤面，卤液混浊有泡沫。这样的泥螺不能食用。

泥螺应贮藏于阴凉、干燥、通风处，要防止脱卤、受热和异物污染，存放时间也不宜过长，醉泥螺的贮藏期可以稍长一些。

泥螺营养丰富，它的机体内含有蛋白质、脂肪和钙、磷、铁等营养成分。然而泥螺大多栖息于浅海涂泥地，易受生活废水的污染，使之带有肠道致病菌。虽然在酒醉或盐腌以后，会起到一定的抑制和杀菌作用，但加工、贮藏和食用时仍需注意卫生。泥螺的体内含有脱镁叶绿素（又叫嗜焦素），有些人食用后，遇阳光照射，体表会生出红疹，脸部和手、足也会出现水肿，奇痒现象，3 ~ 7 天后才会逐渐痊愈，这是脱镁叶绿素过敏中毒反应。凡是属于这种过敏体质的人，不能吃泥螺。

文蛤一般是烧汤吃。蛏子既可鲜食，也可制成蛏干，又可制成罐头食品。另外，也有用开水浸泡蛏子和文蛤，然后将肉剥出，配以韭菜或鸡蛋等佐料再烩炒的。但不管采用什么烹调方法，都要烧熟煮透，这样才能既味美可口，又安全可靠。

需要注意的是，蛏子和文蛤一旦死去，很快就会变质，便再也不可销

售和食用。活的蛏子吸水管都伸出壳外，触动后会蠕动或两壳稍合；剥开外壳，可以发现白色的韧带紧连着两壳，同时有清晰的液体外流。若两壳张开，半露肌体，拨动或用手指捏住也毫无反应，说明蛏子已死。文蛤的死活也不难区分，活的贝壳紧闭、不易揭开，口开时触之即合拢；剥开后体液清晰，两边呈浅红黄色，气味正常；两壳相互扣击时，可听到"笃笃"的实声。如果蛤壳松弛易揭开，口开时触动壳仍不闭合，剥开贝壳发现液体混浊，两边呈灰白色，相互扣击时发出"壳壳"的虚声，则说明它已死去。

2. 螺类选购

活螺的螺头会伸出壳外，螺厣（螺类壳口圆片状的盖）随螺头而动。螺厣若在水中不动，且螺尾有白色液汁流出，说明螺已死。将田螺放入水中，活的会立即下沉，用手压厣部有反应；死田螺浮于水面不下沉，用手压厣部没有反应。

3. 蛤仔选购

新鲜的蛤仔浸在淡盐水中双壳会开启外吐泥沙，相反，在淡盐水中双壳闭合者则花蛤已死。炒的过程中，新鲜的花蛤遇热壳就会张开，如果煮很久还是双壳紧闭，那样的花蛤也最好不要食用。

4. 乌贼的选购

优质乌贼体形完整坚实，呈粉红色，有光泽，体表面略现白霜，肉肥厚，半透明，背部不红。劣质乌贼体形瘦小残缺，颜色赤黄略带黑，无光泽，表面白霜过厚，背部呈黑红色或霉红色。

四、吃贝益处多

贝类营养丰富，是人们理想的健康食品，含有的某些微量元素或生理活性物质特别丰富，常被人们当做营养滋补品、保健食品和功能性食品，因此，吃贝益处多多，具体好处如下。

1. 吃贝类能健脑益智

贝类体内含有丰富的多不饱和脂肪酸DHA（Omega-3多不饱和脂肪酸）和EPA被人们称为"脑黄金"和"血管清道夫"。DHA和EPA不仅具有促进大脑发育、改善大脑机能、增强记忆力、防止脑细胞衰老、硬化、降低血脂、减少血栓形成、消炎、防癌、改善视力和感觉能力等保健功能。

2. 常吃贝类能调节人的情绪

由于人的情绪与血液中不饱和脂肪酸的含量及体内钾和钙的浓度有关，缺乏容易引起血压不稳、情绪波动、心情烦躁等，而贝类含有丰富的钾和钙，同时脂肪中含有丰富的不饱和脂肪酸，经常吃贝类可以补充体内的钾和钙，提高血液中钾、钙以及不饱和脂肪酸的含量，因而可以使人情绪稳定，心态乐观，避免抑郁症的发生。

3. 常吃贝类能减少心脑血管疾病的发生

贝类不仅脂肪含量低，而且其脂肪的构成大多以多不饱和脂肪酸为主，因此，经常吃贝类可以保护心脏，减少心脏病的发病几率，对心血管疾病患者是大有益处的。

4. 多吃贝类可防癌

近些年来，癌症的发病率在全世界呈现普遍上升的趋势，其死亡率仅次于心脑血管疾病，成为危害人类健康的第二杀手。世界范围内的癌症高发，除了与环境污染等因素有关之外，人们的不合理饮食也被认为是其重要的诱发原因。贝类中含有某些生理活性物质，这些物质也具有非常强的抑制肿瘤细胞生成的功能，活性肽、虾青素、甲壳素以及硫酸软骨素等都已被证实有良好的防癌抗癌效果，因此，经常食用贝类可以起到抑制肿瘤细胞生成、减少癌症发生作用。

5. 预防老年痴呆症益寿延年

随着社会人口的老龄化，老年痴呆症患者逐年增多，必将给社会与家庭带来巨大的压力。诱发老年痴呆症的主要原因：①因脑供血障碍引起的，例如脑血栓；②脑细胞老化引起的，例如随人的年龄增长，大脑海马细胞减少、脑细胞老化、脑细胞突起的延伸发生障碍等。

贝类营养丰富，高蛋白低脂肪，含有丰富的 DHA 和 EPA 以及维生素 B_{12}、维生素 E 和维生素 C 等，经常吃贝类可减少脂肪在人体内的积聚，降低心脑血管疾病的发病率，延缓衰老，预防老年痴呆症，对人们的健康，特别是对中老年人的健康更是大有裨益的。

6. 有降血压和降血脂作用

在贝类中，特别牡蛎、章鱼等含有可降低胆固醇的牛磺酸，因而多吃可降血脂和血压作用。

7. 抗菌、消炎作用

在贝类中有抗菌成分，文蛤、泥蚶等贝类组织提取物，对葡萄球菌有较强的抑制作用；在鲍鱼、乌贼、牡蛎、文蛤等组织提取液中，都有抗病毒成分。吃贝还有防止某些炎症的作用，如吃贻贝可以治疗风湿关节炎。

8. 保健功能

鲍鱼具有滋阴壮阳、改善视力、消除眩晕等功能；蛤仔和河蚬等贝类含有丰富的琥珀酸、维生素以及锌等微量元素，有保护肝脏、健胃、预防贫血作用；泥蚶、魁蚶、毛蚶等蚶科贝类，肉色鲜红，含有丰富的血红蛋白、铁等营养成分，在我国沿海有吃蚶类补血的传统习惯；田螺有安神、补钙、防治脚气病的功能。

9. 补钙作用

钙在人体生理代谢及健康上有着极为重要的作用。贝类产品中含有大量的钙，高出陆上动物钙含量的许多倍，如能多吃，是可以起到补钙的作用的，而且多数种类含的钙磷比接近人体骨骼的钙磷比，有利于人体吸收，另外，贝类还含有维生素 D，更可增加钙的吸收。目前，利用贝类及贝壳生产出了许多补钙产品。

五、几种常见贝类的食疗药用价值

食疗是指利用日常食物的合理食用，起到防病治病、健康益寿的作用。食疗在我国有数千年的历史，并有"药食同源"之说。贝类由于水中的生活环境、营养条件，使其具有许多陆生动物所不具备的生理活性物质，对人体的健康有特殊的效果。贝类又是人们餐桌上常用食品，因而是较好的食疗原料，我国人们在开发和应用贝类食疗保健上，积累丰富的经验。

1. 扇贝

营养价值很高，含有丰富的不饱和脂肪酸 EPA 和 DHA。EPA（二十碳五烯酸）俗称"血管清道夫"，它制造的前列腺素能使血管壁软化并抑制血小板凝聚，进而大大减少血栓的形成和血管硬化的现象。DHA（二十二碳六烯酸）俗称"脑黄金"，是脑神经和视神经发育不可缺少的物质，不仅可以促进智力开发和提高智商，并且可以降低痴呆症的发病率。

其干制品干贝富含蛋白质、碳水化合物、核黄素和钙、磷、铁等多种营养成分，矿物质的含量远在鱼翅、燕窝之上。

干贝含丰富的谷氨酸钠，味道极鲜。与新鲜扇贝相比，腥味大减。干贝具有滋阴补阳、和胃调中功能，能治疗头晕目眩、咽干口渴、虚痨咳血、脾胃虚弱等症，常食有助于降血压、降胆固醇、补益健身。据记载，干贝还具有抗癌、软化血管、防止动脉硬化等功效。适合人群：一般人都能食用。儿童、痛风病患者不宜食用。

2. 鲍鱼

本身营养价值极高，鲍鱼肉含有丰富的球蛋白。由于是深海生物，具有滋阴补养功效，中医认为，它是一种补而不燥的海产，吃后没有牙痛、流鼻血等副作用，多吃也无妨。鲍鱼的肉中还含有一种被称为"鲍素"的成分，能够破坏癌细胞必需的代谢物质。鲍鱼还是一种餐桌上的抗癌食品。鲍鱼的作用不是降压，而是双向性调节血压，原因是鲍鱼能"养阴、平肝、固肾"，可调整肾上腺分泌。鲍鱼有调经、润燥利肠之效，可治月经不调、大便秘结等疾患。

3. 牡蛎

其肉肥美爽滑，味道鲜美，营养丰富，素有"海底牛奶"之美称。据分析，干牡蛎肉含蛋白质高达45%～57%，脂肪7%～11%，肝糖19%～38%。牡蛎含18种氨基酸、肝糖原、B族维生素、牛磺酸和钙、磷、铁、锌等营养成分，常吃可以提高机体免疫力。

4. 田螺

具有丰富的营养和较高的饲用价值。据测定，鲜螺的蛋白质含量高达50.2%，其中赖氨酸占2.84%，蛋氨酸含2.33%，还含有丰富的B族维生素等。此外，田螺壳矿物质含量高达88%，其中，钙占37%，钠占4%。同时，还含有多种微量元素。

5. 文蛤

素有"天下第一鲜"的美誉。其营养价值很高，含蛋白质10%，脂肪1.2%，碳水化合物2.5%，还含有丰富的磷、钙、铁、维生素以及多种氨基酸等营养成分。文蛤同时具有较高的食疗药用价值。《本草纲目》记载，它能治"疮、疖肿毒，消积块，解酒毒"等病。现代中医研究还表明：文蛤有清热利湿、化痰和散结的功效，对哮喘、慢性气管炎、甲状腺肿大和淋巴结核等病也有明显的疗效。食用文蛤，有润五脏，止消渴，健脾胃，治赤目和增乳液的功能。

6. 石磺

其出肉率很高，可食部分占体重的66%。其肉味鲜美，营养丰富，含高蛋白、低脂肪，每100克可食部分含8.6克蛋白质、0.5克脂肪酸、2.7克碳水化合物和1.5克灰分，并且含有人体所必需的多种氨基酸。石磺的营养成分在一定程度上比牡蛎、缢蛏等海洋贝类丰富，其肌肉蛋白质的含量为葡萄牙牡蛎的 2 倍；谷氨酸含量高达 6.51%，甘氨酸含量也高达 4.77%，主要必需氨基酸含量比鲍鱼鱼肉的含量还要高；镁、铜、钙、铁、硅、铝、锰、钾、硼等矿物质的含量也较高，并含有维生素 B_1 和维生素 B_2 等。

石磺具有极高的营养价值和滋补功能。一些沿海地区民间流传石磺有治哮喘、助消化、消除疲劳、明目的功效。冰糖炖石磺据说对治疗哮喘有特效，并常被作为产后孕妇良好的滋补品。浙江省温州市、龙泉市，江苏省盐城市、南通市，福建省福安市，上海市南汇区等地民间有鲜食或干食石磺的习惯，并将其视为滋补品及海产珍品。将鲜活的石磺用开水烫一下，剥去外套膜的革质表皮，从腹部剖开、弃去内脏，用食盐或草木灰洗净黏液，然后切肉丝，加上作料生炒，可以制成各种美味佳肴，深受群众喜爱。

每年 4 ～ 6 月为石磺采捕旺季，收购后去除内脏晒干，或直接炒干后销售即可。

7. 海兔

其卵群呈索带状缠成一团，固着于海藻、石块上，中国称为海粉丝，日本称为海索面，味美可食，医药上用于治疗眼炎或作清凉剂。海兔含有海兔毒素，食用海兔肉常会引起头晕、呕吐、双目失明等症，严重者有生命危险。

8. 方斑东风螺

这是经济价值很高的浅海底栖贝类，其肉质鲜美、酥脆爽口，在国内外市场均十分畅销。方斑东风螺的肉高蛋白、低脂肪、糖类含量高。其蛋白质中氨基酸种类齐全，比例均衡，是良好的蛋白源；其粗脂肪中 EPA 和 DHA 含量高，对于抑制前列腺素的合成，抑制血小板凝集，降低血液中的中性脂质，抗动脉粥样硬化，增强免疫功能等有良好的功效。

9. 香螺

其肉中含有丰富的维生素 A、蛋白质以及铁、钙等金属元素，对目赤、黄疸、脚气、痔疮等疾病有食疗作用；其含有的维生素 E，对治疗某些眼病也有一定辅助作用。其卵群俗称"海苞米"。

10. 泥蚶

富含特有的血红蛋白和维生素 B_{12}，有补血、温中、健胃的功效。食疗作用蚶肉味甘咸、性温，入脾、胃、肝经；具有补益气血、健脾益胃、散结消痰之功效用于症瘕痞块、老痰积结等症；又有制酸止痛作用，可用治胃痛泛酸的病症。

11. 蛤仔

其肉味鲜美、营养丰富，蛋白质含量高，氨基酸的种类组成及配比合理；脂肪含量低，不饱和脂肪酸较高，易被人体消化吸收。同时，蛤仔中含有丰富的琥珀酸、B 族维生素、维生素 A 以及锌等人体必需的微量元素，有保护肝脏、预防贫血等作用。因此，可作为人类的营养、绿色食品，深受消费者的青睐。

中医认为，蛤肉有滋阴明目、软坚、化痰之功效，有的贝类还有益精润脏的作用。所有人都可以吃。高胆固醇、高血脂体质的人以及患有甲状腺肿大、支气管炎、胃病等疾病的人尤为适合。

蛤仔本身极富鲜味，烹制时千万不要再加味精，也不宜多放盐，以免鲜味反失，贝类应经吐沙、熟透后食用。因蛤仔多寒凉，故脾胃虚寒者不宜多吃。

12. 乌贼

俗称墨鱼，是一种美味海鲜，营养丰富，每百克墨鱼肉含蛋白质 13克，脂肪 0.7 克，碳水化合物 1.4 克，钙 14 毫克，铁 0.6 毫克，硫胺素 0.01毫克，维生素 B_2 0.06 毫克，尼克酸 1 毫克。其所含的多肽，有抗病毒、抗射线作用。乌贼肉性味咸、平，有养血滋阴、益胃通气、祛淤止痛的功效，用于月经失调、血虚闭经、崩漏、心悸、遗精、耳聋、腰酸肢麻等。墨鱼蛋性味咸，具有补肾填精、开胃利水之功效，用于肾虚所致的遗精、滑精。海螵蛸性味咸、涩、微温，具有收敛止血、制酸等作用，用于胃酸过多、胃及十二指肠溃疡、小儿软骨症等，外用可止血及治皮肤溃疡、目翳多泪、阴囊湿疹等。

13. 鱿鱼

含有丰富的钙、磷、铁元素，对骨骼发育和造血十分有益，可预防贫血。鱿鱼除了富含蛋白质及人体所需的氨基酸外，还是含有大量牛黄酸的一种低热量食品。可以缓解疲劳，恢复视力，改善肝脏功能。其所含的多肽和硒等微量元素有抗病毒、抗射线作用。中医认为，鱿鱼有滋阴养胃、补虚润肤的功能。

14. 珍珠

珍珠味甘、咸，性寒，入心、肝两经，具有安神定惊、滋阴降火、明目消翳、解毒生肌的作用，常用于治疗胃溃疡、心律不齐、慢性肝炎、神经衰弱、口腔溃疡、小儿无名高热、扁桃体炎、更年期综合症、眼底出血、玻璃体浑浊等症。此外，它还是人们喜爱的保健用品，具有补钙、保肝、促进儿童发育、健脑益智等多种功效。

15. 贻贝

贻贝具有很高的药用与食疗的功效。据《本草纲目》记载，贻贝肉能治"虚劳伤惫，精血衰少，吐血久痢，脑鸣腰痛。"贻贝性温，能补五脏，调经活血，对眩晕、高血压、腰痛、吐血等症状均有疗效，而治夜尿吃贻贝效果甚好。贻贝中含有维生素 B_{12} 和维生素 B_2，对贫血、口角炎、舌喉炎和眼疾等亦有较好的疗效。

16. 江珧

含蛋白质，酸性黏多糖，硫氢化物，二硫化物等。具有一定的食疗价值，味甘、咸，性微温，有类似淡菜的作用，主要能滋阴补肾，为海味上品。

17. 四角蛤蜊

四角蛤蜊肉味咸寒，有滋阴、利水、化痰的功效；壳具有清热、利湿、化痰、软坚的作用，可以治疗喘咳痰多、胃及十二指肠溃疡、烫伤等。

18. 西施舌

西施舌又称车蛤、沙蛤、贵妃蚌。分布于我国沿海。获得后取肉洗净鲜甲。营养丰富，富含优质蛋白质和氨基酸；滋味鲜美，甘脆嫩滑，味甘、咸，性凉。能滋阴生津、凉肝明目、清热息风。用于胃热烦渴，肝热目赤及热邪伤阴，虚风内动等。

19. 蛏子

主要指缢蛏、大竹蛏、长竹蛏。蛏子富含碘和硒，它是甲状腺功能亢进病人、孕妇、老年人良好的保健食品；蛏子含有锌和锰，常食蛏子有益于脑的营养补充，有健脑作用。其主要食疗作用如下。

蛏肉味甘咸、性寒、入心、肝、肾经；具有补阴、清热、除烦、解酒毒等功效；对产后虚损、烦热口渴、湿热水肿、痢疾、醉酒、小便不利等有一定治疗作用；医学工作者还发现，蛏子对由于放射疗法和化学疗法后产生的口干烦热症具有一定的疗效。

20. 鸟贝

主要指滑顶薄壳鸟蛤和加州扁鸟蛤的俗称，鸟贝不仅肉质细嫩，味美可口，还对人体有良好的食疗作用。

具有健脾和胃功效，对脾气虚弱、脘腹胀满、食欲不振和胃寒症有治疗作用。此外，还具有健脑明目、通血、补血、养颜护肤、润肠通便、抑癌抗瘤、润肺化痰和益精补阴等功效。

21. 海笋

主要是包括大沽全海笋和宽壳海笋等海笋科的种类，其软体及水管含丰富的蛋白质、氨基酸、糖类、维生素和微量元素，具有滋阴补血。利水消肿之功效，对久病体虚、术后康复、贫血、肝炎、浮肿、小便不利等症有功效。

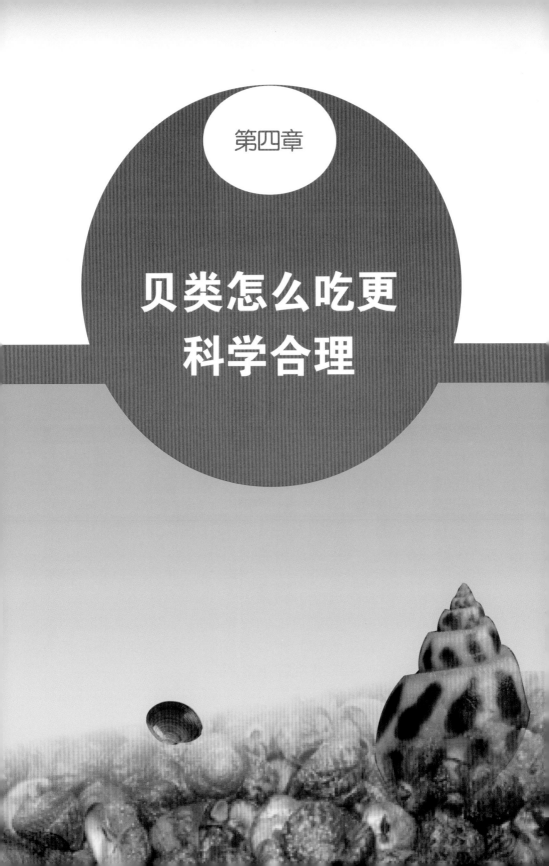

第四章

贝类怎么吃更科学合理

贝类虽然营养丰富、味道鲜美，但也存在易腐败变质、体内容易富集重金属及有机毒物等诸多不足之处。如果食用方法不当，不仅会使营养大打折扣，甚至还有可能引发疾病或导致中毒。因此，必须要进行恰当保鲜与烹饪，只有这样才能更好地保存其营养，充分发挥其营养与保健功能。

一、鲜活贝的选购窍门

1. 如何选购新鲜贝类

选购新鲜贝类是可以通过"一看、二摸、三嗅"的方法进行挑选。

一看是指仔细观察贝类的某些外观特征，如贝壳，新鲜贝的壳色光润，双壳贝类两壳紧闭，用手轻掰时似乎有一种很强的反弹力，不用非常大的力气很难将两壳掰开；单壳贝的肉则缩入壳内，壳口部被厣封闭（某些单壳贝壳口棕色角质薄片和灰色石灰质的硬片），用手指轻轻按压厣时，会感到有种向壳内收缩的感觉；鲍鱼等可以直接看到足部的贝类，足表面的肉色微黄，边缘略向内翻卷，触碰时肌肉有活动的反应。若贝类的外观出现如下特征，则说明新鲜度差，或已经死亡：双壳贝的两壳张开，触碰其肉体后无反应，壳不能立即闭合；螺类的肉膨出壳口，即使触碰也不能缩回，或者虽肉部缩在壳内但壳口部有异味黏液流出；鲍鱼的足面边缘平直僵硬，触碰后无反应，肌肉色泽苍白，失去光泽。

二摸是指通过触摸贝类肌肉时的手感来判断。如鲍鱼的足面按压时柔软而富有弹性，有活动的感觉，表明其新鲜度高；若足部肌肉僵硬，用手按压后凹陷深且不能复原，说明新鲜度较差。

三嗅是指凭气味来判断。嗅之有海鲜的特有腥鲜味，无腐败或其他刺激性异味，说明其鲜度好，反之则新鲜度差。

2. 夏季常见的贝类如何选购

夏天来到，海鲜又一次回到食单首选。贝类不仅开胃，还能养生，成了这一季的新宠。下面就教诸位如何挑选贝类。

（1）象拔蚌

象拔蚌（图4-1）属大型贝类，味道清淡鲜美，很受人们的喜爱，有"海黄金"之称。

选购要点：加拿大出产的最好，买象拔蚌时一定要甩干水再过称。

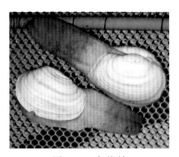

图4-1 象拔蚌

（2）扇贝

除了生蚝，再没有比扇贝［图4-2（a）］更广受欢迎的贝类了，粉丝蒸扇贝更是宴会上最常见的一道美味。扇贝常被制作成干货干贝，常用来煲汤。

选购要点：首先应选择外壳颜色比较一致且有光泽、大小均匀的扇贝［图4-2（b）］，不能选太小的，否则因肉少而食用价值不大；然后看其壳是否张开，活扇贝受外力影响会闭合，而张开后不能合上的为死扇贝，不能选用。

贝肉色泽正常且有光泽，无异味，手摸有爽滑感，弹性好；挑选干货时要注意不要选择颜色过于洁白的，多半是经过化学处理的结果［图4-2（c）］。

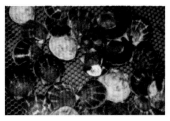

图4-2（a） 扇贝

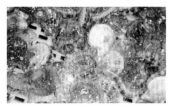

图4-2（b） 扇贝

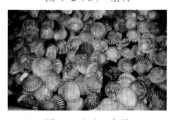

图4-2（c） 扇贝

（3）竹蛏

两壳合抱后呈竹筒状，外壳墨绿，故得竹蛏之名。

选购要点：主要出产于大陆东南沿海。竹蛏一般在海鲜市场批发，挑选竹蛏，关键是要鲜活，肉饱满，个头或大或小，其实味道差别不大。一般菜市里的蛏子都放在海水里养着，壳微微张开，手一碰就会闭合的，

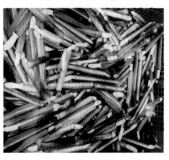

图4-3 竹蛏

说明是活的；碰了不动，摸上去僵硬的就是死的，不要买。

（4）花螺

又叫东风螺，和其他螺肉相比，因为肉质鲜美，酥脆爽口，肉质更加具有嚼劲，并因价格不高而备受欢迎，是目前国内养殖比较成熟的一种贝类（图4-4）。

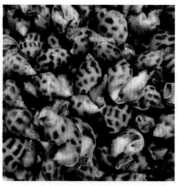

图4-4　花螺

选购要点：挑选花螺和挑选所有螺类一样，如果螺肉伸出螺壳也不动，那就表示花螺死了。新鲜的花螺会露出身体，手指一碰就会回缩。花螺最好不要挑选太大的，那样肉比较老，不够新鲜。

3. 选购贝类水产品要注意什么？

挑选贝类注意3点：首先，新鲜的贝类海鲜外壳色彩富光泽，肢体硬实有弹性；其次，选购贝类时要看清存放贝类的水质是否清澄，是否有排泄物；最后，可用手碰一碰它，如果会收缩就可以选取。

4. 哪些水产品不能食用

第一，因化学物质中毒致死的水产品。水质受石油类等有机物或化工废水污染等水产品。

第二，致死原因不明的水产品。

第三，有明显病灶及已引起畸变的水产品。受病菌或重金属及渔药过量使用的水产品。

第四，田螺、螺蛳、河蚌、蛏子等贝类均应鲜活销售，死后不得食用。

5. 贝类如何保鲜

（1）贝类的冷藏温度与保存时间

贝类都具有坚硬的贝壳，离水后贝壳立即闭合，将少量海水留于壳内，使壳内形成一个湿润的小环境，因而离水后的贝类比鱼虾蟹等更容易存活与保鲜。离水后贝类的存活时间与保存温度有关，如鲍鱼在2～5℃温度下可存活5～7天，是其理想的保存温度；牡蛎、文蛤、贻贝、紫石房蛤（俗称天鹅蛋）、泥蚶、蛤仔等贝类，在 2 ～ 5℃的低温下和湿润的环境中，可存放 8 ～ 10 天；海湾扇贝在 8 ～ 10℃温度下可存放 12 小时。

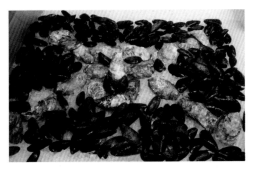

图 4-5　贝类的保鲜与冷藏

（2）冷冻贝类的营养是否有损失

贝类海鲜的冷冻及低温保藏过程中，其营养或多或少是要受到一些损失的。损失的大小主要取决于冷冻加工的方法及冷藏时间等，冷冻温度、冷冻时间、保藏温度、存放时间等都可能影响贝类海鲜的营养。用传统的碎冰冷藏保鲜保存的贝类海鲜，由于冷藏温度不够低，冷藏保存时间一般都不能太长，保存时间稍长则容易使部分营养酶解流失或氧化变质。目前，采用先进的超低温速冻技术和低温保存的贝类产品，完全可以将其营养损失减少到最小。

需要注意：解冻的贝类海鲜应立即食用，最好不要再次进行冷冻并继续冷冻保存，重复冷冻不仅使其营养损失有可能成倍地增加，甚至还可能导致其部分营养成分氧化变质，产生异味，危及食用者的健康与安全。

二、贝类的烹饪技巧

江河湖海中生活着许多贝类食物，如蛤、蚌、蚶、螺、牡蛎等。这些贝壳类动物产量多，价格较为便宜，味道鲜美，且富营养，深受人们喜爱。

贝壳类动物还含有人体所必需的微量元素。如铁、铜、锌，特别是锌，它的含量较之其他食物更丰富。此外，B 族维生素，在贝壳类动物体内含量也高。铁是人体造血的重要原料，缺铁会引起贫血，影响骨与脑的发育，还可引起白血病；锌缺乏能引起发育不全，味觉减退，产生侏儒症，并损害皮肤，影响伤口愈合。进食贝类食物可补充这些营养要素，保持人体健康。

1. 贝类吃前注意的问题

贝壳类食物不易嚼烂，在运输、保藏过程中也易被细菌污染。因此，胃肠道消化功能差的人，幼儿与老人咀嚼能力差的，不宜多吃。贝壳类食物最易被沙门氏菌与嗜盐菌污染，所以，食用时要用清水洗净、烧透，切忌贪图鲜嫩爽口，一烫便吃，更忌生食。否则，就会引起中毒。

贝壳类食物的蛋白质与人体的蛋白质在结构比例上有较大差异，容易由于异性蛋白质而引起过敏反应。因此，有过敏反应者忌进食。

因生吃或半生吃贝类食物而引发传染性肝炎（即甲型肝炎）的事例很多，甲型肝炎病毒在 100℃沸水中煮沸 10 分钟才能消灭。所以，贝壳类食物必须煮后食用，在未烧前，最好放在清水中养些时间，烧时将死掉的拣出。刺激它的肉会退缩到贝壳内则为活的，不会退缩到贝壳内则为死的。蚶子习惯上要用开水泡烫，因烧煮后，肉坚硬嚼不烂，但在泡烫前一定要在清水中多漂养一些时间，外壳要仔细冲洗干净，开水应浸满蚶子，不可贪鲜嫩而没有泡烫即食。

2. 贝类常见做法

贝类因种类、地域、生活习性和季节吃法多种多样，最常见的是原汁原味的吃法，也有煲汤、粥等，这主要根据个人爱好而定。

传统做法，水烧开下入花蛤，加入葱、姜、盐、味精等调料，至少煮5 分钟，而且花蛤开口不充分，总会挑出一些不开口的。

现在原汁贝类最新做法：不仅没流失鲜味，而且几乎个个都开口。具体操作：向锅内加入 600 克清水，放葱节、姜片各 10 克，盐、味精各 5克烧开，捞出渣子，倒入高压锅中，放入 1 000 克花蛤，上汽高压 1 分钟，用凉水浇高压阀放汽，"原汁花蛤"就能装盘上桌了。注意：高压时间不能超过 1 分钟，否则肉质变老。

一些螺难取肉，很多厨师都是将其用水煮熟，再用牙签挑出肉，容易出现的问题是螺肉取不完整，高压的方法就能完整取肉。原因是高压法用压力使海鲜的肉质变紧实了。具体操作：向锅内加入 300 克清水，加葱姜片、盐各 10 克大火烧开，捞出渣子，倒入高压锅中，放入 1 000 克盘螺，开小火，上汽后高压 2 分钟，用凉水浇锅盖放汽，挑出盘螺取肉即可。但是上述适合清淡的原汁海鲜贝类。

辣味的做法：热底油，将葱、姜、辣椒切丝，香菜切段，入锅爆香。再放熟贝类快速翻炒几下出锅即可吃了。

3. 食用贝类食物需谨慎

专家特别提醒：儿童、老人和病人吃贝类需谨慎。食用贝类要做到以下几点。

首先，要到信誉良好的地方去购买，尽量别到路边小摊上食用，要选购鲜活贝类，不要购买已死亡贝类；其次，应将贝类在清水中浸养一段时间，并定时换水，使贝类自行排出体内毒素，食用前使用清水漂洗。再次，市民一次吃的不要太多，吃时应该只吃贝肉中呈圆形的部分，避免食用其周边发黑的部位，那些一般是它的内脏以及生殖器官。

4. 烹饪贝类的过程也是关键

第一，食用前使用清水漂洗，使毒素溶于水中，去除或减少贝类毒素含量；第二，由于贝类毒素主要集中在肠腺，在加工贝类时必须清除肠腺。第三，烹煮时一定要彻底，水温达到沸点后，虽然不能把耐热的毒素完全消灭，但会大大减低微生物污染所造成的风险。

三、吃贝时的提示和禁忌

1. 吃海鲜的禁忌

每当时令海鲜和肥美水产品上市的时候，偏爱吃这一口的人可要留意。在大饱口福的同时一定得注意一些饮食禁忌，比如说吃贝类喝什么酒。下面我们就来看看吃贝类的禁忌。

（1）死贝类病菌毒素多多

贝类本身带菌量比较高，蛋白质分解又很快，一旦死去便大量繁殖病菌、产生毒素，同时，其中所含的不饱和脂肪酸也容易氧化酸败。不新鲜的贝类还会产生较多的胺类和自由基，对人体健康造成威胁。选购活贝之后也不能在家存放太久，要尽快烹调。过敏体质的人尤其应当注意，因为有时候过敏反应不是因为海鲜本身，而是由在海鲜蛋白质分解过程中的物质导致的。

（2）贝类啤酒同吃惹痛风

在吃贝类时最好别饮用啤酒。贝类等海产品在人体代谢后会形成尿酸，而尿酸过多会引起痛风、肾结石等病症。如果大量食用贝类的同时，再饮用啤酒，就会加速体内尿酸的形成。因此，在大量食用贝类的时候，千万别喝啤酒，否则会对身体产生不利影响。

随着天气越来越炎热，偏爱海鲜的人可要大饱口福啦，吃贝类追求的是其鲜美的味道、滑嫩的口感，面对市面上各色各样的海鲜和形形色色的烹饪加工方法，您在品尝之余，可得留个心眼，若在细节上稍不注意，最后只会让您的身体受伤。下面吃贝类时需格外注意的事项。

（3）贝类煮不熟含有细菌

贝类中的病菌主要是副溶血性弧菌等，耐热性比较强，80℃以上才能杀灭。除了水中带来的细菌之外，贝类中还可能存在寄生虫虫卵以及加工带来的病菌和病毒污染。一般来说，在沸水中煮4～5分钟才算彻底杀菌。因此，在吃新鲜贝类时，对不加热烹调的贝类一定要慎重，吃活贝的时候也要保证贝类的新鲜和卫生。

（4）海鲜水果同吃会腹痛

贝类等海产品含有丰富的蛋白质和钙等营养素。而水果中含有较多的鞣酸，如果吃完海产品后，马上吃水果，不但影响人体对蛋白质的吸收，贝类中的钙还会与水果中的鞣酸相结合，形成难溶的钙，会对胃肠道产生刺激，甚至引起腹痛、恶心、呕吐等症状。最好间隔2小时以上再吃。

（5）贝类与维生素C同食会中毒

多种海产品，如蛤、牡蛎等，体内均含有化学元素砷。一般情况下含量很小，但日益严重的环境污染可能使这些动物体内砷的含量达到较高水平。

贝类体内所含砷的化合价是五价，一般情况下，五价砷对人体是没有害处的。理论上讲，高剂量的维生素C（一次性摄入维生素C超过500毫克）和五价砷经过复杂的化学反应，会转变为有毒的三价砷（即我们常说的"砒霜"），当三价砷达到一定剂量时可导致人体中毒。

如果经过加热烹调过程，食物中的维生素C还会大打折扣。因此，在吃贝类海产品的同时食用水果或青菜，只要不超过上述的量是没有危险的。金属类元素容易沉积在海鲜的头部，所以尽量不要吃内脏。

（6）吃贝类后喝茶长结石

吃完贝类不宜喝茶的道理与不宜吃水果的原因类似。因为茶叶中也含有鞣酸，同样能与海鲜中的钙形成难溶的钙。在食用海鲜前或后喝茶，都会增加钙与鞣酸相结合的机会。因此，在吃海鲜时最好别喝茶。同理，也是最好间隔2小时以上。

2. 如何安全吃贝

要想尽量避开贝类的安全隐患，放心享受美味，就必须要从清洗、烹饪等几个方面入手。

第一，不吃内脏。重金属等污染物容易富集在贝类生物的内脏团中，而肌肉中的重金属含量最低。因此，只能吃贝类的肌肉部分。"看颜色"是较简单的判断方法。打开壳后，略微发黑的肉块多是内脏团。有些贝类内部有一根黑色的沙线，也不能吃。

第二，挑外壳平滑的。相对外表疙疙瘩瘩的生蚝、扇贝等，蛏子、贻贝等外表干净、平滑，附着脏东西少，相应污染也少。

第三，盐水浸泡，充分加热。烹饪前，先要把贝类放入食盐水中"养"一段时间。这样能帮助贝类排出各种毒素和沙子。然后，要用小刷子仔细清洁贝壳的表面。烹饪手法首选蒸、煮等，能彻底加热、杀死细菌。加工时，要冷水下锅，保证内外生熟度一致。烧烤的方法易造成受热不均、外熟里生，建议少食。

四、常见贝类干制品的选购

随着人民生活水平的不断改善和提高，味美的海味干品不仅是家庭餐桌的菜肴，而且是馈赠亲友的高档礼品。由于海味干品，因产地、种类不同等因素影响质量常有差异，如何选购优质味美的海味干呢？下面向您介绍几种选购鉴别质量优劣的简便方法：

1. 墨鱼干

用鲜乌贼加工制成的淡干品。优质的墨鱼干（图4-6）体形完整，色泽光亮洁净，肉体宽厚、平展，呈棕红色半透明状，具有清香味，身干淡口。如局部有黑斑，表面带粉白色，背部暗红的次之。

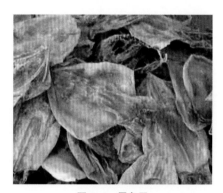

图 4-6　墨鱼干

2. 鱿鱼干

常见的鱿鱼干有长形和椭圆形两种。长形的为鱿鱼淡干品（图4-7）；椭圆形的是枪乌贼淡干品，品质以前者好于后者。优质的鱿鱼干身干坚实，体形完整，光亮洁净，肉肥厚，呈鲜艳的干虾肉似的浅粉色，体表略现白霜、淡口。如体形部分蜷曲、尾部、背部红中透暗，两侧有微红色的次之。

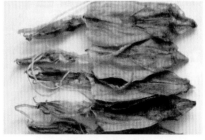

图 4-7　鱿鱼干

3. 鲍鱼干

用鲜鲍鱼洗净、煮熟、晒干后制成的干制品，优质的鲍鱼干（图4-8）

体形完整，大小均匀，干燥、结实、色泽
淡黄或粉红色，呈半透明状，闻之微有
香气。如体形不太完整，背部略带灰暗、
黑色、不透明，或者外表具有一层白粉的
次之。

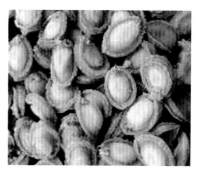

图4-8　鲍鱼干

4. 章鱼干

章鱼干是用真蛸、短蛸和长蛸加工
制成的干品（图4-9）。优质的体形完整，
肉体坚实、肥大、爪粗壮，体色柿红或
棕红且鲜艳，表面浮有白霜，有清香味，
身干、淡口。如色泽紫红带暗的次之。

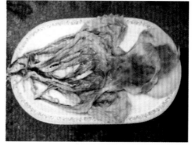

图4-9　章鱼干

5. 蚝豉

蚝豉是用牡蛎加工制成的，有生、
熟两种干品。牡蛎肉直接晒干的叫生蚝
豉；将牡蛎肉及分泌的汁液一起经煮
熟后，再晒干的叫熟蚝豉。优质的蚝豉
（图4-10）体形完整、结实，表面无沙和
碎壳，色泽金黄（熟者深棕色）有光泽，
肉质肥壮、饱满，身干、淡口。如体形
瘦小，色略带黑的次之。

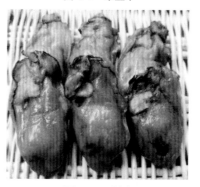

图4-10　蚝豉

6. 干贝

主要是用贝类中扇贝、江珧贝和明
贝，经煮熟将其闭壳肌肉剥下洗净晒干而
成的干品。优质的干贝（图4-11）色泽
黄而有光泽，表面有白霜，颗粒整齐，不
碎又无杂质，肉坚实饱满、肉丝清晰、粗
实、身干、有特殊的香气，味鲜、淡盐。
反之次之。

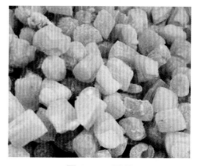

图4-11　干贝

7. 淡菜

用贻贝经煮至两壳张开时，去壳剥取肉，用水洗去肉上黏液，沥去水分晒干而制成的干品，优质的淡菜（图4-12）为浅紫色或棕色，有光泽、无杂质，肉肥厚、坚实、身干。反之次之。

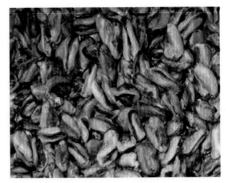

图4-12　淡菜

五、贝类干制品的涨发

（一）贝类干制品的发制

贝类干品原料的涨发方法，一般是根据干料的性质、干制的方法和烹调的需要而定的。通常采用的有水发法、油发法、盐发、沙发法和碱发法4种。

1. 水发法

水发法是干货涨发普遍使用、应用范围最广的一种方法，它是把干料浸泡水中，让其通过吸收水分后逐渐回软、涨发。使用油发、盐发、沙发、碱发的干料，有些也需用水发配合使用。

水发法又分为冷水发与热水发2种。

（1）冷水发

冷水发是把干料直接投放于冷水中浸泡，使其吸水恢复松软。一般质地较嫩软、体形较小的容易泡发的干料，通过冷水浸泡之后，便可发透，恢复原来柔软状态。

质地韧硬、干老以至夹沙带骨的干料，需要经过煲、焗等方法进行热水泡发的，有不少也需事前用冷水浸泡。

（2）热水发

热水发是指将干料放在热水中浸泡或经过煮、煲、焗等，使其涨大、回软的一种方法，如干贝、干鲍及鱿鱼干。

凡属粗硬老韧的干料，大都要经过热水泡发。热水泡发能使干料迅速吸收水分后回软，缩短水发过程，有些还需经过煲、焗等较长时间的加热，才能发透。

用热水发干料有两种情况，一是直接把干料投于热水之中，一是先用冷水浸泡后再用热水泡发，这取决于干料的性质。但无论上述哪一种情况，用热水涨发干料，水温、加热方式、加热时间，都会因为干料性质的不同而千差万别。概括起来，大体有下列几种情况。

①用温水泡：温水的温度有高有低，一般冬天水温宜高一些，夏天水温可低一点。淡菜、干墨鱼都适宜用温水浸泡。

②用慢火煲：有些坚硬干品，需要长时间的加热，才能回软发透。但如果用猛火加热，会造成原料表层软烂，原料内部仍很坚实，以致涨发不均匀，如干鲍鱼的涨发，就需用慢火久煲，使其从外到里，逐步涨发回软。

③用多种火力炖：对一些含有胶质的干料及一些容易碎散的干料，宜用蒸炖涨发，使原料能保持其胶质或维护其原来的形状。

2. 油发法

油发法是指将干料投入油鼎中，通过加热使浸炸的原料所含的水分挥发，逐步膨胀松脆的一种方法。

油发法适用于结缔组织较多或含胶质较重的干料。有些干料既可用水发，也可用于油发，如鱼胶（肚）。用于油发的干货，必须干燥，如原料受潮，必须晒干或烘干，否则不能均匀发透。用于油发的油量，必须充足，需能浸没涨发的原料。油发是一项耐心细致的工作，低温油投料之后，一般常用慢火加热，让干料随着油温的升高而慢慢涨发。油温升高，干货涨发起来，又需将油鼎端离火位，让油温降低后，再端回火位继续炸发，有时要起落数次，直至发透为止。

部分干料油发后，应用时还需放入热水中浸泡回软，并经除去油腻和洗净之后，方可用于制作菜肴。

3. 盐发、沙发法

盐发、沙发法是指用粗盐或沙，经炒烫之后把干料投入，经过反复翻炒和把干料埋进热盐或热沙之中，使之膨胀松脆的方法。

一般用于油发的干料，也可用于盐发、沙发。油发的色泽油亮，外观较美，沙发的表皮比较暗淡，有些还夹带少许微沙。盐发与沙发的干料，在烹制菜肴前同样要用热水浸泡回软，去污除杂，洗刷干净。

4. 碱发法

碱发法是指原料经清水浸泡之后，放到碱溶液中浸泡一定的时间，再用清水浸漂，使干料膨胀发透的方法。

用碱水泡发干料，有两大弊端：一是破坏原料中部分营养成分；二是使原料的鲜美滋味受损。因此，尽管碱发法有助于干料迅速涨发回软的优点，但是我们建议还是减少使用碱水泡发干料。当然，许多坚硬老韧的干料，都还可以用碱水涨发。

（二）举例下面的几种贝类干制品的发制

1. 鲍鱼

先将干鲍鱼洗净，再添入开水，盖上盖，焖至鲍鱼发软，捞在凉水盆内，抠净黑皮，洗去杂质，捞入开水盆里，放少许碱面，盖上盖，放灶火台上，继续焖发。至鲍鱼发透、有弹性时改刀，再换热水，漂去碱味即成。

2. 淡菜

将淡菜用温水洗净，在清水中浸泡 2 ~ 3 小时，捞放清水盆中，上笼蒸至回软，抠去杂质后再放盆中，添入毛汤，上笼蒸烂即可。

3. 蛏干

将蛏干用开水焖软，破开，抠出杂质，用水洗净，放入盆内。添开水，加碱少许，继续焖发，中间可连续加热3～4次，至蛏干肥嫩，用开水养住（稍放一点碱）备用。

4. 蚶子

将蚶子用炊帚冲洗干净，去沙使壳变白，在开水中掸一下，食用时去掉壳的一面，另一面随肉装成盘。

5. 干贝

将干贝用水淘洗干净，去掉腰箍（也有叫柱筋，实为一种结缔组织），放碗内，添水蒸烂，用水养住备用。使用时，将蒸好的干贝搓成丝。蒸干贝的原汁，可用于制作干贝类菜肴及制清汤使用。

6. 鱿鱼

分生发、熟发2种。

（1）生发

先用清水将鱿鱼浸泡1天左右捞出。根据鱿鱼的数量，按每500克鱿鱼50克烧碱的比例，将烧碱用清水化开，加适量水（以能淹没鱼为度），把鱿鱼放入浸泡，勤加翻动，使其吃碱均匀。待鱿鱼体软变厚时，捞入清水中浸泡即成。

（2）熟发

就是先将鱿鱼须去掉，将鱿鱼放温碱水中泡透，使其完全回软（用碱量视鱿鱼质量而定，质老肉厚的用碱量大于质嫩肉薄的，一般嫩而薄的鱿鱼250克用50克碱，老而厚的鱿鱼可多放一点碱），刮去黑皮，顺长切成两片，连碱水带鱿鱼一起倒入锅内，在旺火上烧沸后，连续顿火两次。发至透亮时，将鱿鱼捞入开水盆内，不等水凉再换开水。每次换开水时，都要少加一些碱。连续换水3次，发至完全胀开。使用时，换温水使其将碱味吐净，即可使用。发好的鱿鱼平滑柔软，呈白黄色，鲜润透亮，用手捏着有弹性。发好的鱿鱼如使用不完，仍放开水内，少放些碱养着备用。

7. 蛤蜊干

将蛤蜊干洗用清水洗净，再放温水中焖软即可使用，焖泡时的原汁不要丢掉，可做清汤及其他菜肴。

8. 乌鱼蛋

食用时，用清水将乌鱼蛋洗净，捞在冷水中揭片后，在开水中浸一下，再放清水中浸泡，使其吐出盐味，用温开水养住备用。

9. 蚝干又称蚝豉

泡发前，用清水将蚝干清洗干净，再准备一盆热水，将少许小苏打粉溶于热水中，然后把牡蛎干放在热水中浸泡。泡软了不仅容易洗干净而且能去掉蚝干的异味，洗好用清水漂洗干净就可以做汤和其他菜肴。

10. 干响螺片

各类螺类的干制品，食用前，必须经过浸泡，洗涤，上火发制等几个工序方能成为上好的烹饪原料。干响螺片一定要泡时间长，用水泡软无硬感为准，然后放入锅内，加水、葱、姜、料酒等煮 20 ～ 30 分钟，然后做菜。

11. 海兔干

是头足类中一些小型枪乌贼的干制品，沿海渔民称之为海兔干，不是真正腹足类海兔的干制品。食用时先用凉水清洗一下，随后加凉水浸泡 8 ～ 12 小时，期间换水 1 次，浸泡到变软无硬感为准，然后可加工成各种菜肴。

12. 象拔蚌

烹制象拔蚌热菜宜旺火速成，火候宁欠勿过，否则蚌肉易变老发韧，口感很差；调味宜淡色轻口，以突出洁白清鲜之特色。其食法较多，即可熟食，也可生吃，大多以烹制风味独特的"象技蚌刺身"菜式吸引顾客。食用时，先将一锅水煮至沸腾，把蚌连壳一起放入煮沸的锅里，两面翻几下使之受热均匀，1 分钟左右捞出，迅速将皮和壳除掉，切片蘸芥末享用。

第五章

贝类的饮食文化

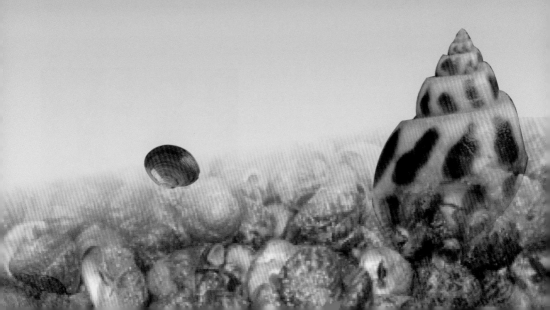

一、不同贝类要根据季节吃贝

贝类由于其特殊的生理结构与生活习性，移动能力远不如鱼虾等海鲜，环境变化对其影响更大，因此，其营养的季节差异也要比其他水产品更明显。大部分贝类在进入繁殖期之前、进入严冬和盛夏之前，其体内都开始积蓄大量的营养物质，因此体肥肉厚，蛋白质中的谷氨酸、甘氨酸等呈味氨基酸的含量也随着增高，美味的糖原成分也很高，不仅贝的味道会变得更鲜美，而且更容易品味出其特有的风味。在这个季节吃的贝类海鲜也被称为时令海鲜，既经济又实惠，贝类在生产旺季不但营养丰富，肉质最肥美，而且产量大、价格低，人们可以用最经济的价格吃上最肥美、最鲜美的贝类海鲜。因此，再生产旺季和非繁殖季节购买和食用贝类等海鲜是消费者最好的选择。不同贝类因生活方式、繁殖季节不同以及摄食的部位不同差异较大，下面分别叙述。

1. 牡蛎收获和最好吃的季节

在自然条件下，从几种生长期较长的牡蛎的生长特点看来，第2～3年内生长速度最快，4～5龄以上的牡蛎生长非常缓慢。因此，收获年龄多定为2～3龄。在优良的养殖区或垂下式养殖的牡蛎，一般2年就已经达到了收获规格。

牡蛎的收获季节主要根据个体的肥满度来定，同时考虑场地的利用、资金的周转和市场的需要。目前，多数是集中在1～4月进行（图5-1）。某些规模比较大的养殖场，由于人力物力的限制，往往提前在10月开始，这段时间收获后牡蛎的成品肉质肥满

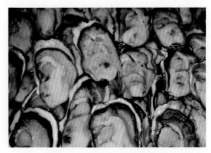

图5-1　2月的牡蛎半壳肉

且鲜嫩，质量好，味道鲜美，是吃牡蛎的最佳时机。所以，民间有"冬至到清明，蛎肉亮莹莹"的传说。

4月以后，牡蛎的性腺过于肥满，俗称"起粉"，加工的成品质量较差，加工时牡蛎容易破烂，炼出的蛎油也带粉质，质量差。繁殖季节过后的牡蛎味道发酸，有一股氨水的味道，味道极差，夏天牡蛎水分较大，也不适合吃。

2. 贻贝收获和最佳吃的季节

贻贝性腺最肥满时期可占肉重的 60% 以上，干肉率可达 10% 以上，产卵后的干肉率仅 3% ~ 4%。准确地掌握贻贝肥满规律，适时采收，贻贝干制品个体大，成色好，营养高，不论在产量和质量上都会有很大提高。因此，贻贝的最佳收获和吃的季节在繁殖期，贻贝的繁殖期有春秋 2 个季节，其中，春季最肥，秋季次之，是吃贻贝的最佳季节；其他季节较瘦，不是收获和食用的最佳季节。

我国海岸线漫长，各地的环境条件差别较大，贻贝的肥满期也不一样，但在繁殖期之前均有一个丰满时期，正是最好的收获季节。辽宁省、河北省沿海贻贝性腺的成熟期相当长，从 11 月到次年 5 月均很丰满。性腺最肥季节在 2 月下旬至 4 月和 10 ~ 11 月，6 ~ 9 月最瘦。因此，3 ~ 4 月及 9 ~ 11 月都是贻贝最适宜的收获和吃的季节。山东半岛南北两岸海况条件不一，贻贝肥满期也不尽相同。北部烟台市沿海春季 3 ~ 4 月中旬，肥满度可达 30% ~ 34%，干肉率达 7.5% ~ 8.5%。秋季 9 ~ 10 月中旬，肥满度可达 20% 以上，干肉率达 5.0% ~ 5.5%。因此，3 ~ 4 月及 9 ~ 11 月都是贻贝最适宜的收获和吃的季节。山东省南部沿海贻贝的肥满期早于北部，春季 1 ~ 3 月较肥，3 月份以后逐渐变瘦。春季一龄贝出肉率可达 7% ~ 11%。青岛海区秋季肥满期在 8 ~ 10 月上旬，出肉率最高可达 9%，一般在 7% 左右。其他海区秋季 9 ~ 10 月最肥，出肉率在 5% ~ 5.5% 左右，约 9 ~ 10 千克鲜贝出 0.5 千克干品，平均个体出肉量在 2 克左右。

翡翠贻贝的肥满期不论在福建省还是在广东省，明显分春、秋两个季节。福建省和广东省翡翠贻贝于春季 5 月和秋季 8 ~ 10 月，性腺开始肥满，制干率可达 5% ~ 7%，鲜干比达 14 ~ 20 : 1。翡翠贻贝也具有快肥快瘦的特点，应准确掌握。翡翠贻贝的收获规格一般在 10 厘米左右，1 千克约称 12 个。一般海区春季出肉率在 6% 以上，秋季在 5% 以上即可收获。

3. 蛤仔

由于蛤仔等埋栖贝类最肥时候就是发育成熟的繁殖季节，整个软体部被性腺组织包被，出肉率高。其繁殖季节随地区而异，但繁殖盛期都在夏、秋季节，辽宁省产的在 6～8 月。青岛市产的繁殖期每年 2 次：1 次在 5 中、下旬；另 1 次在 9 月中旬至 10 月上、中旬。福建省产的在 9 月下旬至 11 月，10 月期间为最高峰。我国民间有夏季吃蛤蜊（热水吃蛤蜊）的传说。

4. 泥蚶

泥蚶收获日期各地不一样。一般应在冬肥期收获，此期，肉体肥嫩，口味较佳，气温低易于运输。生殖期虽然也很肥，但口味欠佳，而且此期收获不利于繁殖后代，应该禁捕。因此，南方区域收获期应在 12 月至第二年 3 月间，北方区域的山东省多在 11～12 月左右。

5. 文蛤

文蛤长到 5 厘米以上时便可收获，除繁殖期（6～8 月）外，其他时间均可采捕。一般采捕盛期在春秋两季。

6. 缢蛏的最佳收获和吃的季节

随环境条件和蛏龄的不同而有别，一般要等到肉质部长得肥满时才收成。正常情况下，一般蛏的收成从"小暑"开始到"秋分"前结束，前后历时 2 个月。底质为软泥的蛏埕，应早些收成，砂泥质的埕地，夏季凉爽，缢蛏生长正常，适当延长到"立秋"至"处暑"收成，可以提高产品的质量和单位面积的产量。一年蛏的收成，主要决定于肉质部肥满的程度，因此与地区、埕地关系较为密切。养殖在河口海区潮区低、潮流疏通，生长较快，有的稍早一些，多在"清明"时节便可收获。大批量的一般是在"立夏"后收获。

二、食贝部位有讲究

1. 珍珠贝类的食用价值

取珠后的珍珠母贝肉除少量作为生饲料以外，大部分均未加利用，不但造成资源浪费，而且还造成严重的环境污染。实际上，珍珠贝肉富含大量的生物活性物质，如生物活性肽、人体必需的氨基酸、多糖类等，具有降血脂、提高免疫力、滋阴明目等功效。珍珠母贝软体部的蛋白质由大约20种氨基酸组成，即丙氨酸、精氨酸、天门冬氨酸、胱酸、胱氨酸、谷氨酸、甘氨酸、组氨酸、亮氨酸、异亮氨酸、赖氨酸、蛋氨酸、苯丙氨酸、脯氨酸、牛磺酸、苏氨酸、酪氨酸、丝氨酸和缬氨酸等。

珍珠母贝软体部所含蛋白质中氨基酸组成和生活环境中浮游物体内的氨基酸组成极为相似。珍珠母贝软体部中已知含有的苯丙氨酸、组氨酸、亮氨酸、异亮氨酸、赖氨酸、蛋氨酸、苏氨酸和缬氨酸等均为人体必需氨基酸。牛磺酸在珍珠母贝软体部中的含量，特别是在外套膜和黏液中的含量，比牡蛎、栉江珧、三疣梭子蟹、鲣、章鱼和乌贼等都多得多。

珍珠母贝软体部分也含有20多种氨基酸，其中以牛磺酸等含量最多。牛磺酸是一种带有磺酸基的特殊氨基酸，具有抑制血小板凝集，降血脂、血压、降低胆固醇，保护视力，促进大脑发育，防止胆结石等多种生理功能，是海洋生物中的一种重要的天然生理活性物质，在精液和卵液中牛磺酸含量高达10%（干重），其中，有5种非蛋白质水解产物氨基酸，特别是牛磺酸和乌氨酸，在机体内是重要的生理活性物质，也是珍珠质的主要有效药用成分，因此，整个软体部（全脏器）被认为是珍珠母贝的主要药用部分。牛磺酸在整个软体部和生殖腺（精卵液）中的含量相差较少，但是在珍珠和贝壳珍珠层中的含量不多。

2. 贝类的内脏可以吃吗?

贝类海鲜的内脏,绿莹莹的,是包在海鲜的肉里面的那一小部分。蛤蜊、海蛎子、海虹、魁蚶和栉江珧等等很多海里的贝类和软体动物里面都有。处理得好应该没问题,如果是新鲜的话都是可以吃的,韩国电视剧《大长今》里就曾经介绍过鲍鱼内脏的粥。尤其海螺、鲍鱼的内脏味道尤其鲜美,但是,这些内脏一般都比较寒凉,如果体弱身寒或者腹泻最好别吃,另外,有些菜肴的特别制作是需要去除内脏的。

3. 吃扇贝要尽量去除内脏

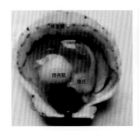 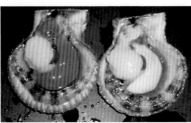 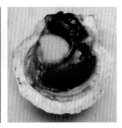

图 5-2(a) 海湾扇贝　　　　图 5-2(b) 孔扇贝(左雌右是雄)　　　图 5-2(c) 栉虾夷扇贝
　　(雌雄同体)　　　　　　　　　　　　　　　　　　　　　　　　　(雌贝)

消费者在食用扇贝时最好只吃扇贝中呈圆形的贝柱部分[图 5-2(a)、图 5-2(b)和图 5-2(c)],一定不要吃内脏。扇贝本身是安全的水产品,扇贝是滤食性生物,靠吸收海水中的藻类和微生物生长,若其生长环境污染或有毒藻类暴发,其内脏就会摄入这些物质。海产贝类含有毒素或重金属一般与"赤潮"和"海水受污染"有关。大连是全国扇贝供应的主要区域之一,产量占全国一半以上,大连的扇贝主要采用底播增殖的方式,生长在水深 30 ~ 50 米的海底,远离大陆污染源和赤潮威胁,因此,吃扇贝的内脏也是可以的、安全的。

为了确保消费者更准确地吃到安全的食品,2014 年 6 月 1 日,新版食品安全国家标准《食品中污染物限量》正式实施,新标准增加了双壳类等水产品的镉限量标准,要求除去内脏检测,限量值为 2.0 毫克 / 千克。

4. 鲍鱼的内脏能吃不?

鲍鱼的内脏最好不吃。因其内脏中含有一种有毒的感光色素,如果吃了，不见太阳时影响较小，若在太阳的光照下，就可能会出现中毒症状，如皮肤发痒、水肿、溃疡。体质过敏者则反应更大。但奇怪的是，鲍鱼内脏中的感光色素并不是全年都有，而是呈现规律的季节性。有毒时期主要在 2～5 月，专家们认为，这可能与鲍鱼所食的海藻有关。所以，喜吃鲍鱼者应避开 2～5 月这段时间为好。

三、哪些人群应慎食贝类海鲜

贝类海鲜营养丰富、而且美味可口、并可以治病和防病，但要因人而异，特别对于一些患有如下疾病的人群应慎用。

1. 痛风患者

海鲜贝类的蛋白质含量高，在人体内的代谢过程中容易产生较多量的尿酸。尿酸在体内积累过多，容易引发痛风症。痛风病患者食用贝类后则容易引起旧病复发，加重病情。因此，痛风患者最好不吃贝类，或者尽量少吃贝类海鲜。

2. 关节炎患者

贝类海鲜在人体内代谢过程中容易产生尿酸，而尿酸在体内积累过多，容易在泌尿系统、小关节和软组织中形成钙盐沉淀，引起关节疼痛，因此，关节炎患者应少吃贝类。

3. 过敏型体质的人

有些过敏型体质的人，吃了贝类后有可能引起某些过敏性反应，如荨麻疹、湿疹等皮肤症状，还可以引发腹痛、腹泻等肠胃症状以及哮喘等呼吸系统症状，因此，过敏型体质的人或者有过敏史的人，初次吃贝类时应加倍小心，特别是生吃贝类有时可产生致命危险。

4. 肠胃消化功能差的人

贝类的蛋白质含量高，由于蛋白质相对比较难消化，肠胃消化功能差的人不易大量食用贝类。

5. 感冒、发热等患者

贝类属于寒凉性食品，患有伤风、感冒发热、胃炎、胃溃疡、肝胆病等的人，患病期间最好是少吃或者不吃贝类。同时，体寒的女性在月经期间更是应该禁食贝类。

四、贝类的民俗文化

1. 贝丘（Shell mound）有何文化意义？

我国的东面和东南面濒临大海，海洋资源十分丰富。是谁最先开发和利用了这些海洋资源呢？历史告诉我们，几千年前，在沿海及其附近岛屿生活着众多的原始人群，是他们最早与海洋接触，并在漫长的岁月中逐渐地认识和利用了海洋，给我们留下了宝贵的实物资料——分布于沿海及其附近岛屿的贝丘。

开发海洋贝类是我国开发海洋资源的第一步。迈出这一步是新石器时代的贝丘人。贝丘人靠海吃海，在他们生产力所允许的范围内确实是对海洋进行了充分地利用。在生活实践中，他们对大自然、对海洋的认识越来越广泛、深刻。他们不仅在海边采拾贝类，也下到海里捕捞贝类，他们还制网捕捞鱼类。在与大海斗争的漫长岁月中，贝丘人逐渐认识到那日夜不息的潮汐运动，也认识了生长在海洋中的生物——贝类、鱼类和两栖类的海龟等的生活习性。而大海也没有辜负他们的辛勤，它以富有营养的贝肉，哺育了这些原始人群，使他们创立了新石器时代的贝丘文化，并为过渡到更加文明的社会打下了基础。

2. "贝"字是怎样来的？

"贝"字的由来与货贝有关。货贝是一种小型的腹足类贝类，因古时曾以其贝壳做为货币使用而得名，广布于印度洋和西太平洋沿岸，生活于潮间带中潮区至潮下带的岩石和珊瑚礁间，在我国主要见于台湾省、海南省南端和西沙群岛等地沿海。

货贝（图5–3）贝壳背部有2～3条灰绿色横带及纤细的橘红色环纹，生活时头部一对触角。

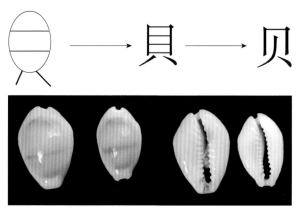

图 5–3　货贝

货贝的贝壳为鲜黄色，壳面上覆盖着一层珐琅质，光洁亮丽。整个贝壳略呈椭圆形，背部隆起，并具有2～3条灰绿色的横带，再加上货贝生活时头部的两只触角，就形成了象形字"🐚"，以后就从象形字演变成了繁体的"貝"字，再后来就简化成了现在的"贝"字了。

3. 海螺壳千姿百态吗？

在海洋贝类中，美丽的海螺外形多变，光彩夺目。宝贝壳卵圆形、表面如瓷般光滑，色彩绚丽；有的瓷白光洁，有的小巧玲珑；有的布满虎皮斑点虎斑宝贝（图5–4）；桶形芋螺形似芋头（图5–5），壳面排列着整齐的方形褐斑的是信号芋螺，布满褐色线纹的是织锦芋螺；有的生着黄褐雀斑；水字螺壳内橘红色，壳口狭长，从壳口向外伸出六支强大的棘状突起，使整个贝壳看起来象个"水"字（图5–6）；疣荔枝螺壳外布满了疣状突起（图5–7）；鲍壳呈耳形，壳内面闪耀着彩虹般的光泽。

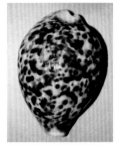

图 5-4　虎斑宝贝

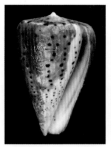

图 5-5　桶形芋螺

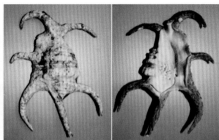

图 5-6　水字螺

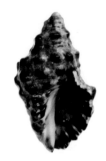

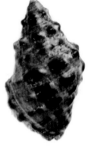

图 5-7　疣荔枝螺

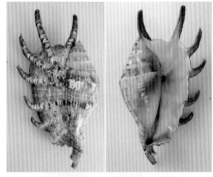

图 5-8　蜘蛛螺

瓜螺橘黄色，形似熟透的甜瓜；蜘蛛螺则多棘多肋，形似蜘蛛（图5-8）；竖琴螺壳面上发达而稀疏的纵肋像一根根拉紧了的琴弦；唐冠螺像《西游记》中唐僧的帽子（图5-9）；枣螺淡黄色，像一颗刚褪去青色的大枣（图5-10）；能吹奏出呜呜响声的是法螺。

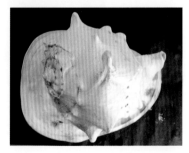

图 5-9　唐冠螺

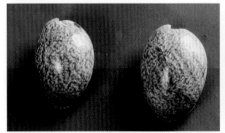

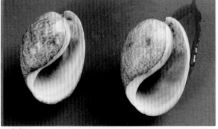

图 5-10　枣螺

还有的海螺呈塔形（5-11）、帽形、陀螺形、圆锥形、纺锤形（图5-12）……五彩斑斓，多姿多彩，灿烂夺目，为海底世界增添了无限风光。

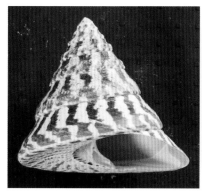

图 5-11　大马蹄螺

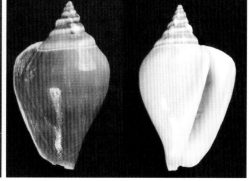

图 5-12　水晶凤螺

4. 货贝有何特殊的使命?

早在古代人类文化的摇篮时期，货贝曾长期被人们作为货币来使用。据记载，货贝作为货币在中国使用，是从中国南部开始的。它在中国使用的鼎盛时期，是在周末至春秋、战国时期。印度人早在公元前 7 世纪就把货贝作为货币流通使用了。据意大利人马可波罗记载，中国云南的广大地区在 13 世纪仍流通使用这种货币。秦王朝统一中国以后才实行由货贝转为使用金属货币。

20 世纪 30 年代初，南洋的一些土著人除把货贝作为装饰品外，仍将货贝作为货币进行商品交换。特别是在西非沿岸的土著人中用货贝做货币相当通行，其价值为 6 000 个货贝相当于 1 美元。在太平洋、印度洋地区的土著社会也是如此。

现在人们已把货贝的贝壳作为玩物和制作贝雕制品，用穿孔机在货贝壳上打上小洞穿起来制成项链或漂亮的钮扣等工艺品。

今天我国汉字中的贩、货、赁、贷、贡、贸等字，都含有贝字，大概都是因为这类活动与买卖、财宝、钱财有关吧。

五、贝类的明星

1. 砗磲—贝类中的长寿之星

很久以前，民间流传着巨蛤伸开两扇大贝壳把人夹住吃掉的神话。巨蛤吃人并非事实，而巨蛤倒是存在的。这种巨蛤学名砗磲（chē qú），是海洋中最大的双壳贝类，属于瓣鳃纲，分有大砗磲、鳞砗磲和无鳞砗磲等几种。砗磲的外壳坚硬如石，有一对厚厚实实的石灰质组成的壳，壳的表面具有隆起的放射肋，壳缘有大的缺刻，弯曲如荷叶边，像一道道深深的凹槽，如车渠，故名"砗磲"。

砗磲（图 5-13）生活在热带海域，喜栖息于低潮线附近的珊瑚礁间，在我国主要分布在台湾省南部、西沙群岛和南沙群岛的珊瑚礁海区。砗磲的个体巨大，最大壳长达 2 米，重量达 300 千克以上，是双壳贝类中的巨人。生活在赤道附近的人们常用砗磲的壳作为小孩的浴盆。

砗磲不仅是贝类之王，而且还是海洋生物中的老寿星，据有关资料记载，它的寿命可长达 100 年之久，这在贝类中是很罕见的了。

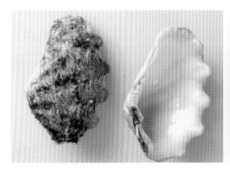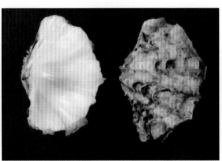

图 5-13　砗磲

2. 海兔是兔还是贝？

海兔又称雨虎（图 5-14），不是生活在海里的兔子，而是一种小型的贝类，与海螺是同族。不过这种贝类的贝壳已退化成一层薄而透明、无螺旋的角质壳，被埋在背部外套膜下，从外表根本看不到。海兔的身体呈卵圆形，头部有两对触角，运动时触角能向前及两侧伸展，休息时则竖直向上，恰似兔子的两只长耳朵，且海兔静止时卷曲着的身躯也犹如一只小兔，因而得名"海兔"。

海兔喜欢在海水清澈、水流畅通、海藻丛生的环境中生活，以各种海藻为食。海兔的足扩张成两侧足，可以游泳，静止不动时它就向上翻起包住身体。它有一套很特殊的避敌本领，就是吃什么颜色的海藻就变成什么颜色。如一种吃红藻的海兔身体呈玫瑰红色，吃墨角藻的海兔身体就呈棕褐色。有的海兔体表还长有绒毛状和树枝状的突起，从而使得海兔的体型、体色及花纹与栖息环境中的海藻十分相近，这样就为它自己避免了不少麻烦和危险。遇到敌害时，海兔还能放出有毒的紫色液体来保护自己。

我国的海兔种类很多，常见的有黑指纹海兔、蓝斑背肛海兔等，其中以蓝斑背肛海兔最为常见，成熟时体长一般为 10 厘米左右，重 30 克，在其淡灰色身体上分布着点点蓝斑，最为奇特的是，所有海兔的肛门都长在其身体背部的中央，并且一律朝天开放，在动物界中可谓独树一帜。

卵群带晒干后称为"海粉"，具有解血热的医疗作用，亦可食用，是一种名贵的海味品。国内分布于福建省、广东省、海南省、香港特别行政区；国外分布在日本、菲律宾等。

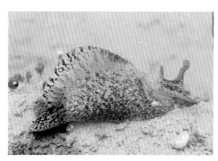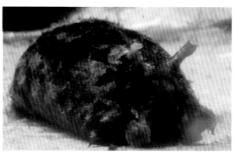

图 5-14　海兔

3. 鲍鱼有惊人的吸附力吗？

鲍鱼有着令人惊叹的吸附能力。一个壳长 15 厘米的鲍鱼，其足底的吸附能力可达 200 千克。人们怎样才能捉到它呢？有经验的捉鲍能手多用突然袭击法，瞄准有鲍的石缝，猛铲过去，出奇不意地将它从岩石上铲下，在它尚未醒悟时立即捉住，不再给它重新吸附的机会，这样，鲍鱼便成为了人们的盘中美餐了。李时珍对此早就有生动的描述："海人泅水，乘其不备，即易得之，否则黏连难脱也"。所以采集时，必须趁其不备，迅速将其拿下。

还有有趣的记载说，在热带海域的岩礁洞穴中采燕窝时，采集者把鲍鱼一个一个地置于要攀登的岩石上，靠其吸力以此步步为营攀高摘取燕窝。至于可信度有多大无法考证，当然信不信由人了。不过，这也从另一侧面说明鲍鱼具有惊人的吸附力。

鲍鱼借助于坚硬的贝壳和强大的吸附力，可以防御敌人的侵袭。遇敌时，鲍鱼可迅速用宽阔有力的足紧紧吸附在岩石上，只把坚硬的外壳朝向敌人，使想吃它的螃蟹、海星之类望壳兴叹，无可奈何。据说，只有章鱼才是它的对手，鲍鱼碰上章鱼是无法脱身的。章鱼先用腕堵塞它壳上的小孔，使它因窒息而使其肉足丧失黏附力，然后再用强有力的腕上吸盘把鲍鱼从岩上吸下来，成为口中美味。

保健小知识

鲍鱼是天生的"血友病"患者

鲍鱼在幼小时容易发生弧菌病。正常的鲍鱼身上都会有少量弧菌，但不致生病，只有在鲍鱼受伤、体弱或环境条件恶化时才会发病。特别是鲍鱼受伤后，伤口将迅速感染细菌发生溃疡，最终导致死亡。

---

4. 乌贼是鱼还是贝？

乌贼俗称墨鱼，但它并不是鱼，而是真正的贝类，是牡蛎和贻贝的近亲。乌贼同一般贝类的区别在于，一般贝类的贝壳都是生在身体的外面，起保护身体的作用，而乌贼的贝壳却在长期进化中为适应其游泳生活而演变退化成了包在外套膜里面的内壳。乌贼的内壳在中药里叫做海鳔鞘。

乌贼的内壳疏松多孔，可以蓄存空气增加浮力，像鱼鳔，所以，它能像鱼一样在茫茫海洋中自由自在地遨游，这是其他贝类所望尘莫及的。乌贼游泳能力很强，可作长距离洄游，秋冬季节游向在深水处越冬，春夏季节则游至近岸浅水处交尾产卵。乌贼类的身体是扁平的，两侧有鳍，头部环绕口周围有由一部分足特化成的十条腕。乌贼的腕是捕食器官，也是交配器官。有趣的是，有的乌贼雄体的腕能自行脱离身体游泳到雌体进行交配。

在乌贼头的下方有一个游泳器官——漏斗，是由足的另一部分特化而成的。乌贼巧妙地利用喷水的反作用力进行游泳，现代火箭就是利用这个原理制造出来的。漏斗除了喷水外，还是生殖细胞、排泄废物和墨汁排出的通道。

乌贼特别喜欢钻洞。根据这一习性，有不少地方的渔人制做了一些特殊的鱼笼，上面做上一些特制的洞，拿这种笼子可钓到乌贼。乌贼还有一大特点是趋光性强。在赤道附近海域，只要夜间带灯作业，就可捕到大量乌贼。

5. 施放烟幕的乌贼

乌贼分布很广，从近海到远洋、从浅海到深水都有它们的踪迹，是我国四大海产（大黄鱼、小黄鱼、带鱼、乌贼）之一。

在海洋贝类中，乌贼堪称强兵悍将。它不仅能像鱼一样在海中快速游泳，最高时速可达 150 千米，有时还能跃出水面达 7.8 米高。此外，乌贼还有一套施放"烟幕"的绝技。乌贼体内有一个墨囊，囊内藏着能分泌墨汁的墨腺，在遇敌害或危急时，墨囊收缩，射出墨汁，霎时，海水中"乌云"滚滚，一片漆黑，来犯之敌只好望墨兴叹，而乌贼自己则趁机逃之夭夭或乘机猎捕敌人。它还能利用墨汁中的毒素麻醉小动物，所以乌贼还有个绰号叫墨鱼。

乌贼的身体像个橡皮袋子，内部器官包裹在袋内，身体的两侧边缘有肉鳍，用来游泳和保持身体平衡。头较短，两侧有发达的眼。口长在头顶，口腔内有角质颚，能撕咬食物。乌贼的足特化成 10 条腕，也生在头顶，其中有 8 条较短，内侧密生吸盘，另有两条较长，只有前端内侧有吸盘，称为触腕。腕和触腕是乌贼的捕食和御敌武器，不仅弱小的生命将丧生于乌贼的腕下，即便是海中的庞然巨物——鲸，遇见体长达十余米的大乌贼也难对付。

6. 大王乌贼敢与鲸鱼比武吗？

海洋的深处生活着一种名为大王乌贼的头足类，身长可达 18 米，重约 30 吨，是世界上最大的无脊椎动物。大王乌贼非常凶猛，凶猛到竟敢同世界上最大的哺乳动物——鲸鱼搏斗。大王乌贼的腕最长可达11 米，伸展开来就像一条条巨蟒，腕上生有数百个大大小小的吸盘，动物一旦被它吸住就很难逃脱。

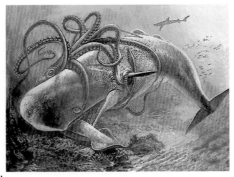

图 5-15　大王乌贼与鲸鱼搏斗

这种巨型乌贼虽然属于较低等的软体动物，却有着大得像只餐碟、构造与高等动物几乎一样复杂完美的眼睛。大王乌贼能通过将海水吸入深红色的鱼雷般的体腔内，然后从漏斗末端的水管中喷射出来获得动力，像喷气飞机一样在海中疾行如飞。大王乌贼除捕食鱼类外，还蚕食同类。

当大王乌贼和鲸鱼这两种庞然大物相遇时，经常会发生一场惊心动魄的搏斗（图 5-15）。鲸鱼很强大，大王乌贼也不示弱，海水被搅起轩然大波，鱼虾也落魄而逃。不知经过多少回合，也难分胜负。如果大王乌贼能成功地用腕上的吸盘赌堵住鲸鱼的鼻孔，使鲸鱼无法上升到水面呼吸空气，便能成为这场战争的胜利者；否则便成为鲸鱼的美餐。但是，即使鲸鱼最终战胜了大王乌贼，也会被大王乌贼强有力的腕和吸盘弄得遍体鳞伤。

7. 聪明的章鱼

章鱼实际是一种头足类软体动物，头顶上长有八条像飘带一样的长脚——腕，弯弯曲曲地漂浮在水中，渔民们又称它为"八带鱼"。它营底栖生活，以虾、蟹等甲壳动物、腹足类和双壳类软体动物为食。章鱼的大脑相当发达，章鱼有 3 个心脏，两个记忆系统，大脑中有 5 亿个神经元，被生物学家称为"海洋中的灵长类"。它游泳速度很快，有"海洋火箭"之称。虽然生物学家对章鱼行为的探索还只是在初步阶段，但是，自古以来就有人猜测章鱼有智力。一些章鱼看到潜水员后，不是惊慌逃窜，而是好奇地凑上来仔细地端详外来的"不速之客"，拖拉潜水员脸上的面罩和其他装备。

水族馆里的研究人员和工作人员还常常发现，章鱼居然有时会故意作弄他们，出其不意地对着饲养员的脸喷水。有的章鱼会在夜晚偷偷地从自己的展箱中溜到相邻的展箱中，偷吃其他供展览的鱼，然后溜回自己的水箱内，装出一副若无其事的样子。

章鱼的智力水平还可以从解剖学上得到证明：章鱼的脑重与体重的比值比大多数鱼类和爬行动物都要大。虽然章鱼的大脑与一般脊椎动物的大脑有所不同，它环绕生长在食道周围，而不是在头盖骨里面，研究人员却发现，章鱼会发出类似脊椎动物的脑电波。

最近，研究人员发现了一些更有说服力的证据章鱼看东西依靠的是单眼视觉。这种偏性现象与人类惯用左手或者右手的习惯不谋而合，这说明了章鱼的左右大脑像人类一样是有专门分工的。

为什么这种寿命不长又很孤独的生物会拥有如此不同凡响的认知能力和情感特征呢？研究人员提出了一种"觅食与智力关系的理论"。他们认为，像章鱼这种动物的食物来源比较多样化，在寻找食物的过程中，章鱼要经历许多变化莫测的危险，从而发展了多种多样的觅食和保护自己的策略，而这些都会促进大脑的发展，提高自己的认知能力。章鱼的个性有助于它们在严酷的、竞争激烈的环境中生存下去。

8. 船蛆——像蛆虫双壳贝类？

船蛆（图5-16），是生活于木材中的凿穴型双壳贝类，在世界各地都有分布。把长期浸泡于海水中的木材劈开，就可能看到这白色细长的船蛆了。

船蛆之所以被称为蛆，是因为躯体延长像蛆虫的样子，这是它们适应钻木穴居的结果。钻木越深，躯体就越拉长，有的种可达18厘米至2米长。

船蛆虽小但破坏力很强。唐代就有关于船蛆的记述，段成式《酉阳杂俎》曰："水虫。钻木食船，数十日船坏，虫甚细微。"1979年，全国水产系统10万艘大小海洋木质船中，被船蛆毁掉的木材达数万立方米，仅花在修理和调换木材上的费用就达两千多万元。至于因船蛆造成养殖水域木制闸门的损坏就不计其数了。全世界每年的损失估计可达数亿美元。有人说，在夜深人静时，睡在木船上常可以听到船蛆用贝壳往复挫木而发出的轻微的窣窣声。

为防治船蛆，人们也想出了许多办法：有的将废铁锅砸碎嵌于船底，有的将船拖上岸架火烧烤，还有的把船水下部分用薄铁皮包裹或用沥青处理，甚至把船定期驶入淡水江河以使船蛆无法生存。当然，近代科技的发展，以高强度的钢塑制品替代木材，从而使损失大减。

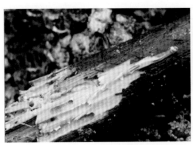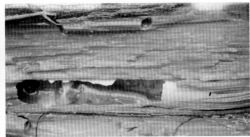

图 5-16　船蛆

9. 章鱼有魔术般的变色本领吗？

章鱼有十分惊人的变色能力，它可以随时变换自己的皮肤颜色，使之和周围协调一致。章鱼在害怕时体色呈白色，愤怒时变为红褐色，有时还变成棕色或全身出现斑点，平时是褐紫色。有人发现，即使把它打伤了，它仍然有变色能力。

那么，章鱼怎么会有这种魔术般的变色本领呢？原来在它的皮肤下隐藏着许多色素细胞，里面装有不同颜色的液体，在每个色素细胞里还有几个扩张器，可使色素细胞进行伸缩。章鱼在恐慌、激动、兴奋等情绪发生变化时，皮肤都会改变颜色。控制章鱼体色变换指挥系统是它的眼睛和脑髓，如果某一侧眼睛和脑髓出了毛病，这一侧就固定为一种不变的颜色了，而另一侧仍可变色。

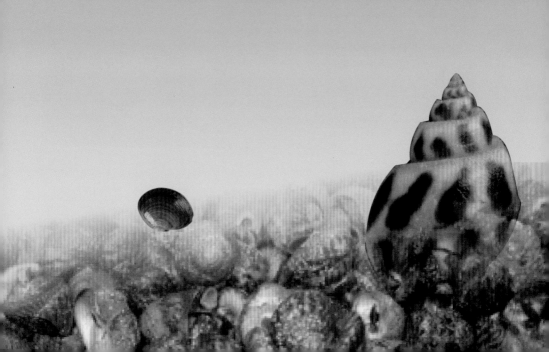

第六章

贝类的消费特色

一、餐桌上的各种海鲜贝类的吃法

（一）鲍鱼常见风味菜

1. 蒜茸蒸鲜鲍鱼（图6-1）

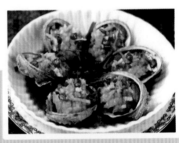

图6-1　蒜茸蒸鲜鲍鱼

★ **材料**

鲍鱼、蒜、盐、鸡精、糖。

★ **做法**

（1）完整的活鲍鱼。

（2）将鲍肉从鲍壳上剥下，鲍鱼去掉肠肚，加盐搓洗一下，冲洗干净，鲍壳用刷子刷洗一下。

（3）蒜蓉用热油烫一下，加入盐、美极鲜、鸡精、糖，将鲍肉放入鲍壳中，浇上汁，锅中水开后放入锅中，大火蒸7～8分钟即可。

2. 蚝油鲍鱼（图6-2）

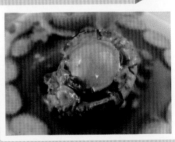

图6-2　蚝油鲍鱼

★ **材料**

新鲜鲍鱼、盐、葱、姜、耗油、酱油（生抽）、鸡精、糖、葱丝。

★ **做法**

（1）将新鲜鲍鱼周围硬边清理后，用盐揉搓以去除黏液。洗净后，撒上葱姜和料酒上蒸锅蒸十分钟（想吃嫩的8分钟，老的10分钟）。

（2）时间到取出后，把身上的葱姜拿掉，在上面撒上提前拌好的酱汁：是由耗油、生抽、鸡精、糖，搅拌一起均匀包围鲍鱼全身。最后，每个鲍鱼上面再撒上些葱丝。

（3）锅中倒少许油，冒烟后淋在鲍鱼上即可。

3. 清蒸鲍鱼（图 6-3）

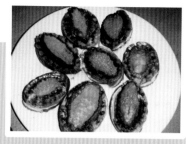

图 6-3　清蒸鲍鱼

★ 材料

鲍鱼 200 克、盐 5 克、料酒 10 克、小葱 10 克、味精 2 克、姜 30 克、醋 20 克、花椒 5 克、酱油 15 克、香油 5 克（以上根据实际状况确定）。

★ 做法

（1）将鲍鱼两面剞上斜直刀，由中间切开。

（2）葱姜洗净，葱切条，姜一半切末，另一半切片。

（3）将鲍鱼摆盘中，加料酒、味精、高汤 100 毫升、葱条、姜片、花椒和盐，上屉蒸。

（4）蒸 10 分钟左右取出，拣出葱、姜、花椒。

（5）碗内加入醋、酱油、姜末、香油兑成姜汁。

（6）食时，将姜汁与鲍鱼一起上桌，蘸姜汁吃。

4. 营养鲍鱼粥（图 6-4）

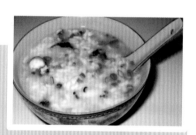

图 6-4　营养鲍鱼粥

★ 材料

鲍鱼 4 个（根据人数而定）、棒子骨 700 克、大葱半根、老姜半个、糯米酒 1 勺、大米 250 克、枸杞几粒、白菜心 1 个、小葱 1 根和盐少许。

★ 做法

（1）棒子骨洗净，用砂锅熬制，水多些，加入大葱两节、老姜片和料酒一起熬制。

（2）熬到汤汁发白时，把棒子骨捞出，再把大米洗净，加进去一起煮，时不时推动锅，免得糊锅。

（3）鲍鱼洗刷干净，再用开水煮过 2 分钟，捞出。把鲍鱼从壳里挑出来，鲍鱼的里面有内脏，内脏不要，再把鲍鱼冲洗干净，放入米粥锅里一起煮，汤汁要多。

（4）等大米煮的要稠的时候，把白菜心洗净，切细放入，和枸杞一起再熬个 2 分钟即可，起锅时放入盐和葱花即可。

（二）扇贝常见风味菜

1. 蒜蓉粉丝蒸扇贝（图 6-5）

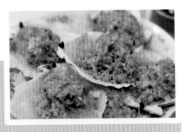

图 6-5　蒜蓉粉丝蒸扇贝

★ **材料**

新鲜扇贝一堆、粉丝一些、葱、姜、酱油、食油、辣酱。

★ **做法**

（1）先准备粉丝，放入沸水中煮熟，在凉水下冲洗后，待用。

（2）将扇贝洗清，葱姜切丝，放一些葱姜丝于扇贝上，上蒸笼蒸。若没蒸笼也可用其他器具蒸。

（3）等到扇贝肉发白即可，切勿蒸太久，扇贝肉会缩。装盆后可将粉丝铺上，铺在扇贝上或下随喜好而定。

（4）同时，锅里入油，放入余下的葱姜和一点点辣酱，直至香味出来，放入酱油，加入蒸扇贝时留下的扇贝汁，加热至沸腾，直接浇在扇贝上。

2. 清蒸扇贝（图 6-6）

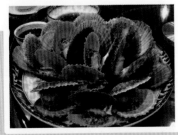

图 6-6　清蒸扇贝

★ **主料**

扇贝 20 个粉丝 100 克。

★ **配料**

大蒜两瓣、食用油 50 克、盐适量、味精适量。

★ **做法**

（1）扇贝洗干净；粉丝泡好。

（2）开始煮热水。

（3）大蒜拍扁，剁成蒜蓉，加入食用油、盐、味精，搅拌均匀。

（4）将扇贝平挨着放入蒸锅内，每个扇贝上加一点搅拌好味道的蒜蓉。

（5）把粉丝整体摊开，放在扇贝上面。

（6）把蒸锅放进已经烧开的锅里，大火 10 ～ 15 分钟。

3. 干贝发菜（图6-7）

★ 材料

干贝300克，大白菜200克，发菜50克，味精1克，精盐、胡粉各5克，淀粉10克，高汤100克，油50克。

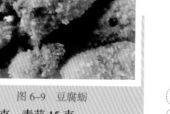

图6-7　干贝发菜

★ 做法

（1）干贝用开水泡软，移入蒸笼内蒸1小时，整齐的排入碗中。

（2）大白菜切成细丝，加油、精盐、味精炒软，沥干水分放入排好干贝的碗中，蒸20分钟取出扣在盘中。

（3）发菜泡软放高汤中煮，等入味后捞出排在干贝的四周，放精盐、胡椒粉、高汤、淀粉勾芡，淋上即可。

★ 特色

广东家常菜。以水发干贝、发菜、大白菜为主料，蒸烩而成。特点是菜形齐整，色彩缤纷，汁汤浓厚，口味清淡。

（三）牡蛎常见风味菜

1. 豆腐蛎（图6-9）

★ 主料

鲜牡蛎300克，豆腐500克。

★ 辅料

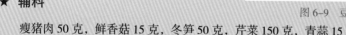

图6-9　豆腐蛎

瘦猪肉50克，鲜香菇15克，冬笋50克，芹菜150克，青蒜15克。

★ 调料

盐4克，味精3克，淀粉（蚕豆）10克，香油15克，花生油20克

★ 做法

（1）海蛎洗净，拾净贝壳。

（2）嫩豆腐切1.5厘米见方的方块。

（3）鲜猪肉切丝。

（4）香菇去蒂，洗净，切菱形厚片。

（5）冬笋削去外皮，洗净，切菱形厚片。

（6）芹菜择洗干净，摘掉叶子，切3厘米长的段。

（7）青蒜择洗干净，去根部，切3厘米长的段。

（8）锅置旺火上，下适量花生油，取几个大蒜白煸一下，出香味时倒入肉丝、香菇、冬笋炒几下，下清汤150毫升、豆腐块（用勺捣碎）烧沸几分钟。

（9）再调味，下海蛎、芹菜、青蒜，用湿淀粉勾芡，淋上香油即成。豆腐蛎的制作要诀：海蛎下锅以后不能烧太久，只要烧开就行；牡蛎（鲜）：牡蛎肉不宜与糖同食。

2. 烤鲜牡蛎（图6-10）

★ 材料

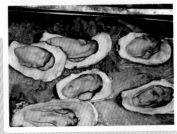

鲜牡蛎300克，葱丝、姜丝、料酒、盐、胡椒粉各适量，锡箔纸2张。

★ 做法

（1）先将鲜牡蛎用清水洗掉黏液沥干水分；

图6-10 烤鲜牡蛎

（2）锡箔2张折叠成长方形盒，放入牡蛎及料酒、盐、胡椒粉，撒上葱丝、姜丝移入烧烤炉烤架上，用小火烤10分钟，待牡蛎熟取出食用即可。

★ 特色

清香味鲜，滑润适口。

★ 烹饪秘诀

鲜牡蛎容易熟。肉质鲜嫩不宜久烤，放入锡箔纸内防止汤汁流失。

3. 酥炸牡蛎（炸蛎黄）（图6-11）

★ 材料

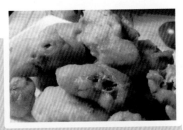

大颗牡蛎、面包粉、鸡蛋、油炸粉、老酒、味精、胡椒粉。

★ 做法

图6-11 酥炸牡蛎

（1）将牡蛎洗净沥干，然后将调料倒入牡蛎中搅拌均匀。

（2）牡蛎按顺序先裹一层粉然后在裹上蛋液，最后裹上面包粉。

（3）锅中倒入油7层热时将包好面包粉的牡蛎逐个放入油锅内炸至金黄色时即可出锅，沥干油装盘即可。

（四）文蛤常见风味菜

1. 冬瓜文蛤汤（图 6-12）

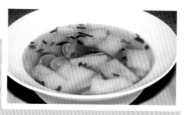

图 6-12　冬瓜文蛤汤

★ **材料**

冬瓜 300 克、文蛤 300 克、香葱 2 棵、生姜 1 小块、料酒、胡椒粉 1 小匙、精盐 2 小匙、味精 1 小匙。

★ **做法**

（1）冬瓜去皮去籽，切成 5 毫米厚的块；生姜拍碎、香葱洗净切段。

（2）文蛤用清水清洗干净，放入沸水中加精盐、生姜、香葱、料酒汆去腥味。

（3）待文蛤张开后，除去内脏及泥沙。

（4）往汤碗内倒水，放入文蛤，上蒸锅蒸制半小时，出鲜味后取出。

（5）往汤内加冬瓜块，用精盐、胡椒粉、味精调味，加盖再蒸 10 分钟即可。

★ **注意**

刚买回的新鲜文蛤要放入淡盐水中浸泡 8 小时，等到文蛤吐净泥沙后再做汤。

2. 文蛤炖蛋（图 6-13）

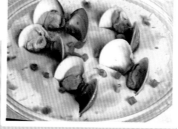

图 6-13　文蛤炖蛋

★ **材料**

文蛤 300 克、蛋 2 只、盐适量、葱姜片、香油、黄酒。

★ **做法**

（1）文蛤洗净，锅里加水加姜片烧沸，放入文蛤，煮一分钟至文蛤全开。

（2）剥去外壳取蛤肉待用。

（3）蛋打散，加盐、葱、少许酒混合均匀，同时调入冷水至汤盆的八分满，放入蛤肉。

（4）中小火炖 15 分钟即可。

（5）淋香油食用。

（五）蛤仔常见风味菜

炒蛤仔（图 6-14）

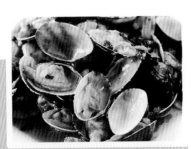

★ **材料**

蛤蜊 150 克、葱 1 支、蒜头 3 粒、红辣椒 1/2 支、糖 1 小匙、酱油膏 2 大匙。

★ **做法**

（1）蒜头切末；辣椒切末；葱切小段；蛤
蜊泡水吐沙，备用。

图 6-14　炒蛤仔

（2）热锅倒入适量的油，放入作法 1 的蒜末、辣椒末、葱段爆香。

（3）加入作法 1 的蛤蜊，盖上锅盖焖至蛤蜊打开，再加入所有调味料炒匀。

（六）海螺常见风味菜

1. 红烧海螺（图 6-15）

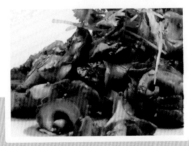

★ **材料**

海螺肉、料酒、精盐、味精、酱油、醋、
姜块、葱段、花椒、香油和清汤各适量。

图 6-15　红烧海螺

★ **做法**

（1）起油锅，将油烧至九成热时，放入海螺一炸，立即捞出控净油。

（2）锅内留底油，用葱、姜、蒜爆锅，料酒烹入，将玉兰片、海螺肉及汁水一并下锅翻炒几下。

（3）淋上香油装盘即成。

★ **风味特点**

色泽银黄油亮，质地脆嫩滑爽，口味清鲜称心，为烟台传统名菜，现已流传甚广。

2. 清蒸海螺（图 6-16）

★ 材料

海螺肉、酱油、醋、精盐、姜末、料酒、味精、葱段、姜块、花椒、清汤。

★ 做法

（1）将海螺肉反复揉搓洗净，剖成相连的两片，用刀拍平，在两面开上斜花刀。

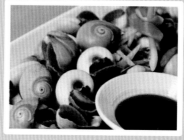

（2）再从中间切开，放盘内，加料酒、味精、葱段、姜块（拍松）、花椒和清汤，上笼蒸 15 分钟左右取出。

图 6-16　清蒸海螺

（3）拣去姜、葱、花椒不要，淋入香油。

（4）另配姜味汁一碟食用。

姜味汁配制：用酱油、醋、精盐、姜末调匀即是。

★ 特色

肉质鲜美，脆嫩可口。

3. 油爆海螺（图 6-17）

★ 材料

鲜海螺肉、木耳、玉兰片、葱、姜、蒜、料酒、酱油、白糖、精盐、香油。

★ 做法

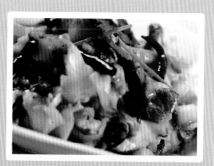

（1）海螺肉清洗干净，开十字花刀，用精盐、醋搓净黏液，清水漂洗后，切成 2 厘米见方的块，放入开水锅中一汆，捞出沥净水分。

（2）玉兰片切成薄片待用。起油锅，用色拉油，旺火烧至八成热时，将海螺肉下油一爆，迅速捞出沥干油。

图 6-17　油爆海螺

（3）起炒锅，中火烧四成热，用葱、姜、蒜爆锅，烹入料酒，放入冬笋片、木耳略炒，加清汤、酱油、白糖、精盐、海螺丁，移至微火上烧 2 分钟，用湿淀粉勾芡，淋上香油，盛盘即成。

（七）泥螺常见风味菜（图6-18）

★ 材料

醉泥螺（简称醉螺），产于江苏省和浙江省沿海等地。其中尤其以伍佑醉螺名气最大，其味香甜脆嫩，咸中藏鲜，风味独特。

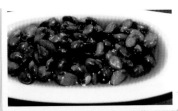

图6-18　泥螺常见风味菜

★ 做法

（1）选料以体大壳薄、腹足肥厚、体内无沙、足红口黄、满腹藏肉、无破壳的泥螺为加工原料。以仲夏前后，泥螺格外脆嫩肥满时，为采捕、加工的黄金季节。

（2）盐浸将选好的泥螺放入桶中，加20%～23%的盐水（波美度为24），迅速搅拌均匀，直至产生泡沫为止。然后，静置3～4小时。

（3）冲洗将盐水浸泡过的泥螺捞起，摊放在筛上，用清水冲洗干净，并稍干燥。

（4）腌制将洗净的泥螺再放入桶中，加入20%～22%的盐水，搅拌均匀。第二天，盖上竹帘，压上石头，不使泥螺从盐水中浮起。腌制时间约半个月。

（5）分级将腌制好的泥螺从桶中捞起，按规格分级，分别装入不同的坛、罐中。每个坛、罐不能装得太满，以便加卤。

（6）制卤将腌制泥螺的盐水倒入锅中，加适量茴香、桂皮、姜片等，煮沸10分钟，经冷却、过滤，即为卤汁。

（7）加料向泥螺坛、罐中加入卤汁至淹没泥螺，并加入泥螺重量5%的黄酒。

（8）密封将加料后的泥螺坛、罐密封好，存放10天，即为醉泥螺成品，可出售或贮存。

（八）田螺常见风味菜

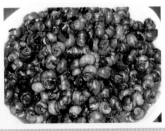

炒螺蛳（图6-19）

图6-19　炒螺蛳

★ 材料

螺蛳：500克。

★ 调料

色拉油适量，食盐1汤匙，鸡精1汤匙，酱油1汤匙，姜、蒜适量，八角、花椒、桂皮适量。

★ 做法

（1）先看看原材料：葱姜蒜可以多放一些。

（2）淡盐水泡 1 天，中间可换几次水，然后要反复洗干净，控净水备用。

（3）将螺蛳先干炒，除尽螺蛳的水分，大概 1 分钟，便于下一步入味。只放平时炒菜量的油就可以了。

（4）锅中放油，爆香所有调料，加入郫县豆瓣酱、甜面酱、料酒、酱油、糖、鸡精，补充清水一半，3 分钟出锅。

"三月螺蛳四月蚌"，这是潜江的民谚，意为三四月正是潜江盛产螺蛳蚌的好时节。

（九）乌贼常见风味菜

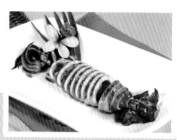

1. 酱香烤乌贼（鱿鱼）（图 6-20）

★ **材料**

新鲜乌贼（鱿鱼）2 条，沙茶酱、烤肉酱、料酒、糖各适量。

图 6-20　酱香烤乌贼（鱿鱼）

★ **做法**

（1）将乌贼加工干净，剥去外皮，在肉面划直刀口，再切成长宽片，排放在烤架上，入烤炉用中火烘烤。

（2）把沙茶酱、烤肉酱、料酒、糖均匀用刷子刷在墨鱼片上，并两面翻转，反复刷上调味料，均匀上色和入味。

（3）烤至呈卷曲状，熟后取出食用即可。

★ **特色**

鲜香浓郁，色红肉白。

2. 酱爆墨鱼仔（图 6-21）

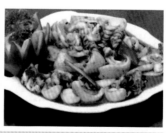

★ **材料**

墨鱼仔，辣酱，葱，姜，青红辣椒丁。

★ **做法**

（1）墨鱼仔洗净，用水汆熟后盛出，尽量沥干水分。

图 6-21　酱爆墨鱼仔

（2）炒锅放油烧热，葱、姜、蒜爆香后放入辣椒酱，翻炒几下后根据自己的口味，放酱油、糖、盐。

（3）继续翻炒，直到辣椒酱成深红色，放入墨鱼仔，直到墨鱼均匀地裹上辣椒酱，就可以出锅了。

（十）蛸类常见家常菜

葱拌八带蛸（图 6-22）

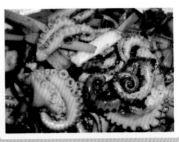

图 6-22　葱拌八带蛸

★ **材料**

八带蛸 300 克、葱白 200 克、盐、料酒、醋、香油各适量。

★ **做法**

（1）将八带蛸去牙、眼和内脏洗净，放入开水锅中烫至嫩熟，凉后切段，头部片成两半待用。

（2）葱白切成条。

（3）将八带蛸与葱白放入碗内，加入盐、料酒、醋、香油拌匀调味，装盘即成。

★ **特色**

鲜辣有味，脆嫩可口。

二、常见的海鲜贝类的加工制品

贝类，特别是人工养殖的贝类，其收获时间大多具有比较明显的季节性，采捕上市的时间比较集中，此外因严冬、盛夏、台风季节等天气原因也影响其采捕，因而一年之中总会形成几个很明显的生产淡季，因此，为了满足市场上需求，就需要设法对菜谱的海鲜贝类进行储存，海鲜贝类比较常用的储存方法：一是畜养保活，可最大限度地保留其固有风味和营养，是水产品市场上海鲜贝类最理想的储存方式；二是进行加工储存，是当前水产品的最主要储存方式，贝类的加工产品大致可分为粗加工品和深加工品两大类。下面主要介绍常见的海鲜贝类的加工制品。

1. 贝类的冷冻品

用低温冷冻方法加工的贝类制品，称贝类冷冻品。冷冻可使腐败食品的微生物和酶类抑制其繁殖和活性，从而达到长期保存的目的。冷冻贝类依其处理形式，分为鲜贝冷冻品和熟贝冷冻品两类。

（1）鲜贝冷冻品

将新鲜贝类加以简单处理后，再进行冻结。如冻扇贝柱，冻全文蛤，冻魁蚶肉，冻蛤仔等。

（2）熟贝冷冻品

将鲜贝加以处理，如蒸煮、油炸或调味，再进行冻结的制品。如冻熟杂色蛤肉，冻熟蛏肉，冻熟贻贝肉，冻油炸贻贝等。

2. 贝类干制品

贝类干制品系将贝类以晒干或人工干燥来减少水分含量，用以防止微生物繁殖的制品。干制品依制造方法可分为生干品、煮干品、盐干品、冻干品。

（1）煮干品

贝类经煮熟而干燥的制品。如干鲍鱼、干贝、淡菜、蛏干、蚝豉、蛤蜊干和墨鱼干等。

（2）盐制品

腌制后干燥的贝类产品。如盐干蛸类、盐牡蛎等。

（3）生干品

生鲜原料不经盐渍或煮熟等预处理，而直接用日晒、风干以及烘烤等方法干制而成。如蚝豉。

（4）冻干品

贝类冷冻干燥的制品，贝类的生鲜肌肉，在冻结状态下，采用真空升华法使之干燥，如鲍鱼干、文蛤干等。冻干品的外形、风味很少改变，复水性也十分良好。

3. 熟制品

贝类的熟制加工，是指将贝肉通过烤、煮、熏、蒸等加工手段，辅以腌、卤、调味等处理，使之成为各种制品的过程。通过加工处理，达到改良品质、改良性状、改善风味，并赋予更加诱人的色、香、味、形的目的。如五香贝肉干、贝肉球、贝脯、酱五香贝肉、贝肉香肠、咖喱贝肉，蚝酱，调味扇贝柱等。

4. 贝类罐头

主要有清蒸贝类罐头、调味罐头、烟熏牡蛎、茄汁蛤肉和油浸扇贝柱。

5. 腌制品

腌制法也称盐藏法，用盐和盐水铺撒或腌浸水产品。如咸蛏和咸泥螺等。

三、几种常见食用贝类的加工产品

（一）牡蛎的加工产品

牡蛎肉的加工

牡蛎肉除鲜食外（图 6-3），还可以冷冻和加工。冷冻有冻生鲜肉和冻熟鲜肉。其他加工方法有晒干、盐渍、制罐及提炼蛎油等。

（1）冷冻包括冻生鲜肉、冻熟鲜肉及冷冻调理食品等

①冻生鲜牡蛎肉有块冻生鲜牡蛎肉和单壳冻生鲜牡蛎肉（图 6-4）两种情况。捕获的牡蛎在粗加工车间冲洗干净后，开壳取肉，用淡水洗净，分级，摆盘称重，块冻生鲜牡蛎肉（图 6-5）一般每块 0.5 千克或 1.0 千克，速冻至中心温度 –15℃及以下，脱盘，镀冰衣，外套无毒塑料袋，折口，装纸箱冷藏。单壳冻生鲜牡蛎肉在摆盘时，采用专用无毒塑料盘，每只盘有卵圆形凹槽，视牡蛎肉的大小、完整性，可放 1 ～ 2 只，然后称重、验质，再送入单冻机进行速冻、脱盘、包装。

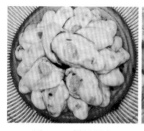
图6-3　鲜牡蛎肉

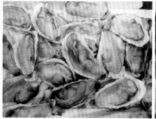
图6-4　单壳冻牡蛎

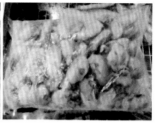
图6-5　冷冻牡蛎肉

②冻熟鲜肉牡蛎冻熟鲜肉加工方法有两种：一是将洗净的生鲜蛎肉放入加淡水量20%左右的大锅中，烧沸，放入鲜蛎肉约为锅容量的60%，用锅铲搅拌均匀，猛火烧至八九成熟退火，用篱捞起，洗净，沥水称重，装袋后速冻。二是将带壳牡蛎洗净后放入开水锅中煮，待牡蛎大多开口时捞出，取肉、清洗、沥水、计量、装袋、速冻。注意蛎肉不能煮老，否则脱水过多，影响风味且降低出成率。剥肉时，注意肉体完整，壳肌不易脱落时可用蛎刀割断。

③冷冻调理食品（图6-6）

A. 单冻蘸粉牡蛎新鲜牡蛎去壳取肉、清洗、消毒、沥水。装盘后迅冻，冻好的牡蛎在面粉中滚动一周再蘸汤料、占面包粉，使牡蛎呈椭圆形，装盘后二次速冻，包装即可。

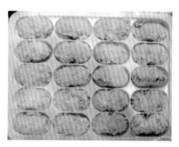
图6-6　冷冻调理食品

B. 鱼糜牡蛎饼采用冷冻鱼糜和新鲜活牡蛎为原料，将冷冻鱼糜加入斩拌机中边斩拌边搅碎进行解冻。鲜活牡蛎去壳后清洗除杂，消毒，沥水。将解冻好的鱼糜分成20～22克的小块，填入长方形的塑料膜具里压平，上面放上4～5克的牡蛎，脱模成型为鱼糜牡蛎饼，装盘速冻。

（2）干制品

①鲜干把鲜蛎内平铺在竹箔上进行曝洒。初晒时每隔1～2小时翻动一次。以免粘贴竹箔上。1天后，蛎肉稍干硬，则用竹片在蛎肉闭壳肌前方穿成一圈或一排，每圈或排约20～30个，再晒3～5天便成鲜晒蛎干，南方称生晒蚝豉。鲜晒蛎干必须在日烈风干的冬季进行，春节过后，空气湿度较大不易晒干，即使晒干质量欠佳。

②熟干将蛎肉快火加热煮熟，然后加入 1.5% ～ 2.0% 的食盐拌匀，滤去水分，将蛎肉晒干即成。一般要经过淡煮、咸煮和晒干三道工序。

（3）盐渍牡蛎的盐渍品，味美可口，一般用 20% ～ 30% 食盐渍制。

（4）制罐

①清汤蛎罐头洗净的牡蛎放入 95 ～ 100℃蒸气中蒸 10 ～ 15 分钟，然后将牡蛎置于通风处，再行剥肉、装罐，加入蛎肉 80%，汤汁 20%，封罐。

②油渍熏罐头将蛎肉置于盐水中浸泡 15 ～ 20 分钟，使蛎肉含盐量达 1.5% ～ 1.8%，滤去水分后放入熏室中（温度 85 ～ 90℃），使蛎肉呈金黄色有熏味，按肉重 80%，熟油 20% 装罐。

此外，我国还可制成油炸蚝、五香蚝等罐头，畅销国内外。也可以将蛎肉经过煮熟→盐渍→熏烤→进行真空包装或袋装等简易加工。

（5）牡蛎酱油

即蚝油，是用煮牡蛎的汤经 8 ～ 10 小时浓缩而成，蛎汤先经沉淀并滤去其中杂物。在浓缩过程中，须经常铲锅底和搅拌，以免粘焦，同时捞去上浮污物，将成油前要慢火煎煮，特别是最后阶段，只留少量炭火即可。起锅前加入 3% ～ 4% 的红糖浆调色调味，加入 2% 水杨酸可保鲜一年，然后再煮沸 2 ～ 3 分钟即成。成品标准比重为 1.262 左右，成品率约为鲜蛎肉的 5.5% ～ 6.0%，即 50 千克鲜肉煮后的汤液浓缩为 2.7 ～ 3 千克。

牡蛎酱油的营养价值很高，除内含约 50% 水分外，还含有蛋白质 10%，糖原 7%，脂肪 1%，灰分 18%，食盐 14% 左右，其中各种维生素的含量也很丰富。

（6）牡蛎酱

将蛎肉煮沸，切碎后添加辅料，经擂溃后包装而成。操作时将新鲜牡蛎肉煮沸 1 小时，冷却后切碎。取 100 份重量的碎蛎肉，按 3:1 比例加入煮熟切碎的胡萝卜与用油煎过的碎洋葱混合物 5 ～ 15 份、蛎汤 3 ～ 8 份、奶油 3 份、食盐 14 份、均匀混合。用打浆机多次搅打或擂溃机擂溃 10 分钟左右，用瓶包装。

（7）牡蛎保健食品

牡蛎保健食品从剂型有粉末状、颗粒状、糊膏状和胶囊状等。产品形式有单一成分、配方产品或作为某些保健品的添加成分等。牡蛎是我国较早开发为产品的海洋保健品之一，胶囊剂就是由牡蛎肉质部分经酶解、浓缩、干燥、制粉、调配、充填而成的。牡蛎的复方产品有将海藻与牡蛎复配加工，使产品的性能更为优良。

（二）贻贝成品加工

1. 干制

干制成品有两种：一种称"淡菜"，另一种称"蝴蝶干"。前者为熟肉干制品，后者为鲜肉干制品（用大型制品，取肉切腹，形似蝴蝶）。蝴蝶干价格比淡菜高一倍，在南方很受欢迎。

（1）晒干

一般多把贝肉摊在网片上，放置在水泥台上反复暴晒 2 ～ 3 天，晒到手捏不碎即可，晒时要经常翻动。遇阴雨天不能晒时，可将贝肉放在 20% ～ 30% 食盐水中浸泡一下，再散放于阴凉处，也可用 10% 的盐水腌起来，待天晴后再捞出晒干。另一种方法是壳肉同时晾晒。待八成干后，用木棒将贝壳边翻动边打碎贝壳，贝肉不受影响。最后将壳，肉分离。此种方法易干，碎肉少，杂质少，色泽好，但需较大晒场。

（2）烘干

利用燃料转化的热能进行干燥。目前采用的烘干方式在北方多用热风烘干，在南方用烟道烘干。前者多采用散热片或散热板借助鼓风机散发热风，以干燥贝肉。后者采用散热炕，利用土炕散热，烘干贝肉。

干制产品要妥善保管，仓库要通风防潮。入库前，应放阴凉处，待干品散发余热后，再装袋打包。

2. 贝肉冷冻

冷冻贝肉可保持特有的鲜美味道。消费者买回后可按自己的食法制成各种菜肴，加工方法是将鲜肉洗净去水分后装在纸盒里，盒外包塑料薄膜，然后速冻即成。为了增加肉味的鲜美，可在装盒前将贝肉放在温度 17 ～ 22℃且经过浓缩的汤汁里浸渍 10 ～ 22 分钟，然后装盒。经速冻后的鲜肉，在零下25～28℃下可保存半年，在零下16～18℃下可保存80天，在零下10～20℃下可保藏20天不变质。保藏的不好能引起贝肉变质，脂肪变坏，肉质变硬，鲜味损失。

3. 贻贝罐头

罐头制品可以长期保存，便于运输，可以组织出口，有关生产部门已制成豉油贻贝罐头，原汁贻贝罐头，油浸熏制贻贝罐头，深受广大消费者的欢迎，为贻贝养殖广开了销路，也提高了贻贝的生产价值，今后应继续组织生产和研制更多的新产品。

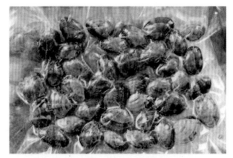

图 6-7　真空保活

4. 汤汁

加工贻贝蒸煮过程中，流出大量乳白色的汤汁，含有大量的可溶性蛋白等物质，其中，固形物占6%左右，总氮量为0.17%，含蛋白质1.04%，氨基酸0.33%，盐分2.94%，碳水化合物1.0%。一般鲜贝50千克左右，可炼贻贝油0.5千克左右。炼制方法：用纯白贻贝汤，滤去杂质，置大锅中熬。大锅需檫油（食用油），以防糊锅。汤烧开后，不断捞出泡沫。临近熬成，将火撤掉。贻贝油热时的波美度*为28°，冷却时为25°，熬一锅225千克的贻贝油约需4小时，熬1吨油约需2～3吨煤。

贻贝酱油的稠度较低，波美度18°～20°，5千克汤出0.75千克酱油。由于稠度低，容易产生沉淀变质现象。装瓶前需要加稀盐酸或安息香酸钠防腐，并加淀粉增稠，经杀菌处理后可长期保存。

5. 保健食品

以贻贝为主要原料，再配以枸杞等辅料制成的口服液，有明显的耐缺氧、抗疲劳及提高机体免疫功能作用；以贻贝肉经低温干燥，配以辅料

---

* 波美度（Bé）：表示溶液浓度的一种方法

制成的胶囊剂，对降血脂、治疗和预防心脑血管疾病、保护肝细胞、抗疲劳、抗缺氧、提高免疫能力等都有很好的效果。

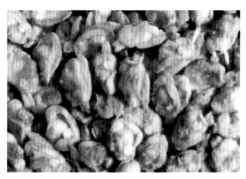

图 6-8　生扒水烫冻蛤仔肉

（三）蛤仔保活

1. 真空保活（图 6-7）

菲律宾蛤仔在 13℃海水浸渍吐沙 8 小时，捞出后用洁净海水冲洗干净，控水，分级，用聚乙烯复合袋进行真空包装，真空度控制在 66～72 千帕*，然后进行低温运输或储藏。保藏温度在 2～3℃，保活时间可多达 10 天，成活率在 99% 以上。至第 13 天，成活率仍在 87% 以上。

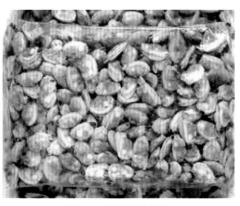

图 6-9　块冻煮蛤仔肉

2. 低温保活

临界温度和冰点是用低温保活的前提。水产动物在临界温度以下、冰点以上这一范围内处于半休眠或完全休眠状态。经测定菲律宾蛤仔的临界温度为 1.5～1℃，冰点为 -1.7℃。菲律宾蛤仔在 0～2.5℃条件下保活运输，保活时间、成活率较为理想。

3. 休闲食品的加工

将蛤仔暂养吐沙、洗净后，装入高温复合塑料袋或铝箔中称重，然后按软罐头的做法，抽真空、加热、反压、高温杀菌，最后冷却密封即成。

---

* 千帕（kPa）：表示压强单位的物理学名词

4. 生扒水烫冻蛤仔肉（图 6-8）

将分好级的生扒蛤肉，用 80～85℃的热水烫煮 3 分钟左右，捞出放入冰水中冷却，然后控水 10 分钟，称重，装盘后，采用单冻机冻结。再用水浸法脱盘，在冰水中镀冰衣。脱盘时要求块状完整，不散裂。冻块套塑料袋，按 1kg×10 块的规格装箱，包装后入库冷藏。

5. 块冻煮蛤仔肉（图 6-9）

将吐沙后的蛤仔，利用蒸汽蒸煮。蒸煮过程中要把握好蒸煮时间、温度、压力等。壳内分离时要保证蛤仔肉形状的完整，然后进行漂洗，使蛤肉中的含砂降至最低，按规格不同分成特大（200～300 粒 / 千克）、大（300～500 粒 / 千克）、中（500～700 粒 / 千克）、小（700～1 000 粒 / 千克）四级。经清洗，控水 10 分钟，称重、装盘。速冻采用二次灌水工艺，制作冰被。冻后要求造形良好，透明光滑，中心温度要求降至 -18℃。然后脱盘，镀冰衣，进行包装和冷藏。

6. 生扒块冻蛤仔肉

将蛤仔经过冲洗、分类挑选、入池吐沙后，进行开壳取肉，再用 3% 的盐水洗涤，然后控去水分，按规格大（100～200 粒 / 千克）、中（200～300 粒 / 千克）、小（300～400 粒 / 千克）分成三级，再将蛤肉清洗，放入筛盘内控水 10 分钟后，称重装袋，入库速冻，待蛤肉中心温度降至 -18℃时即可出库。用淋水法脱盘，1 000 克一块的，以 14 块的规格包装；320 克一块的，以 50 块的规格包装，装箱后送入 -18℃及以下冷库中储藏。

7. 蛤干

将新鲜蛤仔洗净煮熟，然后剥肉去壳晒干即成。

8. 咸蛤

将洗干净的蛤仔倒在船的甲板上或室内水泥、石地板上，然后加 25% 左右的食盐，均匀地搅拌。拌好倒入舱内，或放在原地，经 4 小时翻 1 次。天气炎热，翻蛤时间要缩短到 2 小时，一共翻 4 次，后 2 次时间可适当拉长一些。经上述处理后即成咸蛤。这种加工方法选择早上气温低时进行为佳，温度高时加工的质量较差。咸蛤用竹篓包装，经数月不会变质，可运销内地。

（四）缢蛏除鲜销外，还可以加工制成咸蛏、蛏干和蛏油

1. 咸蛏

将缢蛏用海水冲洗干净，把洗好的缢蛏装筐，每筐 14 ～ 15 千克，放在掺有淡水的海水中（盐度为 9.11 ～ 13.4），静养 2 ～ 3 小时，浸泡吐泥沙，然后再清洗，清洗后腌制。用刀割断外韧带，装入腌制的容器内，每当装入 20 厘米厚的蛏，撒上一层盐，重叠数层，用盐量占总重量的 10% ～ 15%。腌制 5 ～ 7 天，即可取出食用。腌坏变质的咸蛏呈黑色，有臭鸡蛋味，不能食用。

2. 生蛏干

鲜蛏用海水洗净后，浸泡吐泥沙，然后剥肉晒干。剥下的蛏肉，再用水洗，除去杂质，均匀地摊在竹帘上晒干。在晒干过程中要勤翻动几次。生蛏干味道鲜美，营养丰富，价值较高，但加工费工多，晒干时间长。据分析，生蛏干蛋白质含量 60%，脂肪 9.1%，糖类 25%，含有丰富的无机盐类，既滋补又清甜。

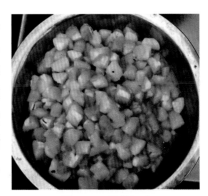

图 6-10 干贝加工

3. 熟蛏干

鲜蛏经海水洗净后，浸泡吐泥沙，清洗后将蛏倒入锅内，一般不放水，盖紧锅盖。煮时火要猛，煮沸后，自下而上翻动 1 次，煮时要掌握火候，待贝壳张开，便可及时捞取剥壳，剥下的蛏肉要淡水洗肉，除去杂质，用人工洗，也可用洗肉机洗。换水要勤，至蛏水管内没有泥砂为止。洗肉之后，可将蛏肉回锅，重新煮沸 1 次，经过回锅，蛏肉收缩，外形美

观，也有利于蒸发与干燥。有的地方在回锅时采用蛏油煮，不断搅拌，让蛏肉均匀吸收蛏油，然后再晒干，色味甜美，质量较佳。

4. 蛏油

煮蛏后的蛏汤是加工蛏油的原料。将加工蛏干时留下的蛏汁在锅内，煮沸后倒入桶内沉淀，除去泥砂及碎贝壳等杂质，除去上层泡沫，再用纱布过滤。再次放入锅内加热蒸煮，浓缩到七成后再盛起沉淀，然后用微火浓缩，直到呈黄色稠黏状为止。成品蛏油密度1.27，加调料即成。

（五）扇贝的加工产品

1. 干贝加工

干贝的加工过程简单，用左手执扇贝，使它的右壳在上，然后用右手执刀从足丝孔深入两壳之间，把闭壳肌和右壳相连的部分切断，这时贝壳即开张，把右壳去掉，随后将扇贝翻开，使肉体向上，把外套膜及内脏去掉，最后用刀将闭壳肌从左壳上割下。

闭壳肌取下后，用海水洗一下，然后放入煮沸的海水中。闭壳肌放入水中后不要搅动（搅动后闭壳肌成扁平状，形成次品），待水又开后，取出，摘除足部肌肉、杂质，再放到海水中洗一下，捞出放在筐棚上空干、晒干（图 6-10）。

2. 扇贝罐头

将新鲜活扇贝用不锈钢刀开壳取下闭壳肌，用2%精盐海水漂洗干净，然后预煮。要注意预煮不要过度，开锅即可捞出。捞出后迅速地用流动水冷却，装罐，固形物（指闭壳肌）与汤的比例为6：5，并加食盐、味精，调好酸碱度；封罐，钩合要严密；高温达120℃以上进行高温灭菌；冷却至常温，进行罐头标准检查；最后商品入库。

3. 鲜冻扇贝柱

将新鲜扇贝表面上的浮泥洗刷干净。用不锈钢刀开壳取出闭壳肌。

去掉内脏团和外套膜。用干净海水将闭壳肌漂洗干净。沥水5分钟，再用乳酸浸泡0.5分钟。直接装盘在−20℃下进行速冻。冰块厚度不要超过5厘米。用这种方法加工出的扇贝柱（闭壳肌）冻块，保鲜效果好，运输方便。鲜冻扇贝柱加工过程中，禁止使用淡水浸泡，以防影响扇贝柱应有的鲜度和味道（图6–11）。

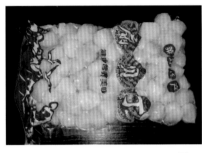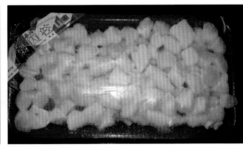

图6–11　鲜冻扇贝柱

4. 扇贝调味品

将扇贝加工后的副产品——外套膜、生殖腺，经发酵后加工成美味的海鲜调味品。此外，扇贝还可加工成熏制扇贝、调味烤扇贝等具有各种不同风味的扇贝制品。

5. 扇贝糖蛋白

为栉孔扇贝剥取扇贝柱（干贝）后的软体部分（即扇贝边）中分离纯化所得的栉孔扇贝糖蛋白，对小鼠移植性S180肉瘤有较显著的抑制作用，抑瘤活性与分子中糖链的结构有关。

（六）鲍鱼的加工产品

鲍的食用，最佳的方法是活鲜烹饪。新鲜肥满的活鲍，其足部肌肉、内脏及贝壳之间的重量比例大约为4:3:3。要外销或制作成药品、保健品，则需要加工，其主要产品有：干制品、罐头制品和冷冻制品。

（七）乌贼干制作

营养价值仅次于鱿鱼，可鲜食，也可加工成各种干品及冷冻品。干品在食用前需进行泡发，生干品的泡发近似鱿鱼干和墨鱼干，不过其碱液的浓度要淡一些，泡发时间要短一些，熟品用温水浸泡 4 ～ 6 小时左右，变软后即可烹调食用。日本枪乌贼为出口品种，输往的国家有：日本、意大利。出口到我国的口岸有山东省、河北省、天津市和辽宁省。

1. 淡干蛸片

（1）原料

加工淡干蛸片的原料要求新鲜度高，个头大，体重在 25 克以上。

（2）剖割

用海水将原料洗刷干净，选出个体大的逐个用尖刀剖割，剖时，左手托住轻握笔管蛸，头部向外腹部朝上，右手持刀，沿腹面中线将胴体挑开，再回转刀顺喷水漏斗向前把头腕部割开，深度为头部的 2/3，并顺手在眼部横穿一刀，把两眼刺破，放出眼中积水。

（3）去脏

割完后，先摘除墨囊，再将其他内脏取出（卵巢可加工成生干品或熟干品，其他内脏可作加工配合饲料的原料），也可把其他内脏摘除，而把卵巢留在肉片上一起晒制。

（4）洗涤

去脏后的鲜蛸片用海水洗刷，去掉黏液，墨污和其他杂质。

（5）出晒

经过洗涤沥水后的蛸片在席子上逐个摆晒，晒时背面朝上，要伸开展平，并将腕爪理直，待表皮稍有干燥，即行翻转，翻晒时要注意整形，晒至七八成干收起堆垛平压，两天后重新出晒，晒至全干即可包装入库，出成率一般在 16% 左右。

（6）成品质量要求

个体均匀，腕爪齐全，平正板直，色淡黄，干燥适宜，表层有少量的白粉，具淡蛸干固有的清香味。

2. 生蛸桶干

（1）原料

以鲜度好，个头较大的笔管蛸为原料，用海水洗刷干净，拣出小日本枪乌贼鱼，去掉其他杂质。

（2）腌渍

将洗好拣净的笔管蛸用含碘的细盐拌匀，在地板上堆放4小时左右，其间要进行一次翻倒，使其腌渍均匀。

（3）洗涤

经过腌渍的笔管蛸，放入海水中浸泡洗刷1小时左右，捞出沥水。

（4）出晒

沥水后的笔管蛸，在席子上逐个摆晒，要注意将腕爪理直，表面干皮后进行翻转，有弯曲的腕爪要抻直，当晒至七八成干时收起垛压，整形并扩散水分，两天后，继续出晒至全干入库，包装前再风干一次。出成率一般在23%左右。

（5）成品质量要求

个头均匀，腕爪整齐，色呈淡黄或淡紫红色，干度适宜，表层稍有白粉，含盐量不超过3%。

3. 熟蛸桶干

（1）原料

鲜度好或较差的，个头大或小的，均可加工熟干品（鲜度差的水煮时易掉头），但必须按鲜度和个体大小的不同，分别加工。

（2）洗涤

用海水把原料洗刷干净，拣出小鱼，去掉杂质，捞出沥水。

（3）水煮

将适量的原料投入烧沸的5%的盐水锅中，急火煮沸5分钟即出锅，捞入筐中用清水冲刷洁净后出晒，锅中盐水的重量与每次投料的比为4:1，每煮一锅都要适当加盐，使盐水保持浓度，煮8锅左右水已混浊，应更换新水。

（4）出晒

用清水刷过的熟蛸，经过沥水后，在席子上摊开薄薄的一层，表皮干燥后进行翻动，翻动时，把席子折起，使蛸堆积，然后再用木耙轻轻地摊开，尽量避免头体分离，当晒至七八成干时，收起入仓库堆放，使其扩散水分，2～3天后再出晒至全干即可包装入库，出成率一般在20%左右。

（5）成品质量要求

体形完整，饱满，个头整齐，干燥均匀，呈红紫色者为上品，个头不整齐，头体分离较多，体不饱满者质量较差。

四、不同烹调方式对贝类营养的影响

用贝类煲出来的汤汁浓稠而鲜美，爆炒贝类脆而鲜香，油炸贝类不仅鲜香而且还容易保存。贝类经烹调后不仅可去除腥味，增加鲜香味，而且可以诱发人们的食欲。同时，贝类经烹调后部分营养成分会熟化分解，更容易被消化和吸收利用。因而，大多数人都喜欢吃烹调过的贝类。但烹调是否会破坏贝类的营养呢？客观讲，烹调过程中的高温对贝类的营养成分或多或少会产生一些影响。正确的烹调方法可以最大限制地保持贝类中的营养，而烹调方法不当则可能造成较大的营养损失，甚至还可能产生某些对人体有害的成分。

我国的烹制方法有蒸、煮、煎、炸、炖、炒、炝、熘以及煲、卤、酱、醉等几十种，究竟哪种方法更有利于贝类营养的保存呢？根据各种烹调方法对贝类海鲜营养破坏程度不同，因此，贝类的烹调最好是多采用蒸、煮、炖、煲等方法，特别是采用蒸的方法制作海鲜，其可溶性成分基本不流失，营养损失最少；而采用煮、炖等方法烹制，部分可溶性营养成分会进入到汤中，因此，加水量应控制好，水易少不宜多；采用煲的方法烹制汤菜，大部分可溶性营养都进入汤汁中，使汤汁变得浓稠而鲜美，但大部分不溶性营养成分和相当一部分可溶性营养成分留在肉中，最好的办法则是连汤带肉一起吃。

用煎、炸、炒等方法来制作贝类菜，不仅营养容易被高温破坏，而且还容易过多增加贝类菜的含油量；尤其是油炸的贝类，不仅营养损失大，含油脂过多，而且还可能造成局部蛋白质焦化变质，产生某些对人体有害的物质。因而建议人们少采用油炸的方法烹制贝类，如果必须油炸，最好先在贝类外面挂上一层面包粉和面糊，然后再过油，并且还要控制好油温，尽量缩短油炸时间，以避免因油温过高而造成蛋白质焦化变质，影响食用者的健康。

五、贝类海鲜四不宜二小吃

（一）贝类不宜生吃

随着水产品保活与保鲜技术的普及和人们生活水平的提高，吃"生猛海鲜"已成为当今的一种时尚，"生猛海鲜"也成为餐馆和酒楼招揽顾客的金字招牌。不少人可能认为活的贝类可不损失其原有风味，味道一定会更鲜美，并且其维生素等营养成分不会因烹饪而受到破坏，因而营养价值一定会更高。但这种习俗看法与科学饮食却是大相径庭的。

其一，评价一种食品的营养价值，不仅要看其各种营养成分的含量，更重要的还要看其被食用后的消化吸收利用率。由于生的贝类的蛋白质等大都是保持大分子状态，在人体内很难被消化吸收，从而引起腹胀、腹泻和呕吐等不良消化反应。而经过加热烹调过的贝类，其中，部分营养成分会分解成小分子营养物质，不仅可增加其诱人的香味，而且还容易被人消化和吸收利用，因此煮熟吃营养更易吸收。

其二、生的贝类都容易携带某些寄生虫和致病微生物，未经煮熟而食用，有可能将致病生物一起摄入体内，使人感染患病，危及食用者的健康和生命安全。

其三、鲜活的贝类一般带有较浓重的腥味，远不如煮熟后气味鲜美诱人。建议煮熟添加佐料食用为好。

其四、鲜活贝类的价格也要比普通贝类的价格高的多。

由此可见，无论从生理学和营养学角度，还是从食品安全与卫生角度看，生吃贝类海鲜都不是一种最佳的选择。

（二）不吃污染水域的贝类

部分贝类除了有富集贝毒的生理特性之外，还有富集重金属离子（如汞、铅、镉、铜等）和某些有机化合物（如敌敌畏、有机氰化物、有机氯化物等）的特性。特别一些埋栖型贝类，由于移动能力差，无法逃离被污染的水环境，因而体内富集的有毒有害物质往往会更多些。由于富集作用的缘故，可能使其体内的重金属或有毒化合物含量比环境含量高出几倍至几十倍，大大超出食用安全标准，一旦食用会对食用者健康重大危害。

（三）不新鲜的贝类不要吃

贝类因个体一般不是很大，肉、内脏、鳃等不易分离，因此，人们在食用时大都将其一并吃掉。由于生活在水中的生物鳃上很容易吸附一些有机物颗粒和微生物，加之内脏还容易积存一些未消化完的有机物，一旦放置时间过长或保管不当，很易腐败变质，产生大量有病原的微生物，人食后很可能被感染，引发腹痛、呕吐、腹泻等消化系统疾病或其他中毒症状，危及食用者的健康与安全。

另外，一些含脂肪和氨基酸高的贝类干制品，保存温度不够和存放时间过长，容易氧化变质，产生一些氧化脂质和组胺的有机毒素，食后能出现呕吐等慢性中毒症状，重者可致人死亡。

（四）不要吃凉性贝类

贝类大都属于寒凉性食物，凉着吃非常容易引起肠胃不适等症状，尤其身体虚弱及肠胃功能欠佳的人更不能吃凉的贝类海鲜。因而食用后剩下的贝类菜一定要在低温保存，再次食用前一定要回锅再煮透。食用剩下的凉菜轻者容易引起呕吐、腹胀等肠胃不适，重者可引起因微生物污染而导致消化系统感染，造成腹痛、腹泻以及其他严重并发症，甚至危及生命。

（五）高温季节某些贝类应少吃

盛夏高温季节是某些有毒微藻类大量繁殖的时节，一些滤食性贝类，如贻贝、毛蚶、牡蛎等，有时会因摄食了这类有毒微藻而将毒素积聚在体内，形成了一种被称为"贝毒"的有机毒素。而海螺等肉食性贝类也可能因摄食了含有"贝毒"的滤食性贝类而含"贝毒"。含有"贝毒"的贝类即使是煮熟后毒素也不易被分解破坏，进入人体后能导致中毒。在高温季节，有些看似鲜活的贝类，其体内也可能积存一定量的"贝毒"，一旦食用后照样会引起中毒反应，危及食用者的健康乃至生命安全。

此外，夏秋季还是一些致病微生物和寄生虫等最容易繁殖的季节，近岸水域由于水温高、易污染等原因，更易大量繁殖。贝类的鳃滤食后在鳃上和消化道中也可能吸附大量病原生物和其他污染物，人食用后可能感染发病。

（六）贝类烧烤应少吃

一些贝类经高温烧烤后柔嫩味美，香气诱人，近年来已成为一种非常受人们喜欢的时尚吃法。烤鱿鱼、烤牡蛎、烤扇贝及鲍鱼等已上升成为街头烧烤和酒楼等的热销品。特别是沿海地区城镇的繁华街区，每到夜间卖海鲜烧烤的大排档林林总总，成为街头夜市上一道特色风景线。

但这些人却不知道，经常食用烧烤的贝类海鲜会影响人们的身体健康。因为贝类海鲜在高温烧烤过程中，蛋白质有可能焦化变质，容易产生苯比芘、亚硝胺，这些物质在体内易诱发癌症，此外，在烧烤过程中木炭、油脂和有机残渣等燃烧还容易产生一氧化碳、硫氧化物、氮氧化物、苯并芘等挥发性有害物质，不仅对周围摄食者造成危害，环污染环境，因此贝类海鲜烧烤再美味也不能经常吃，更不能多吃。

第六章　贝类的消费特色

参考文献
REFERENCE

1. 曾庆祝，曾庆孝.海洋贝类（牡蛎、扇贝、文蛤等）功能性食品的开发利用［J］.氨基酸和生物资源，2002，24（3）：31-34.

2. 王长云，傅秀梅，管华诗.海洋功能食品研究现状和展望［J］.海洋科学，1997（2）：20-23.

3. 刘亚，章超桦，张静.贝类功能性成分的研究现状及其展望［J］.海洋科学，2003（8）：34-38.

4. 刘媛，王健，孙剑峰，王颉.我国海洋贝类资源的利用现状和发展趋势［J］.现代食品科技，2013，29（3）：673-677.

5. 高绪生.海鲜养生馆—贝［M］.北京：海洋出版社，2008.

6. 王如才，王照萍.海水贝类养殖学［M］.青岛：中国海洋大学出版社，2008.

7. 郑小东、曲学存、等.中国水生贝类图谱［M］.青岛：青岛出版社，2013.

8. 蔡英亚，张英，魏若飞.贝类学概论［M］.上海：上海科学技术出版社，1979.

9. 常忠岳，王军飞，王疏江.食用贝类应该注意的问题［J］.科学养鱼，2011（12）：69.

10. 刘欢，马兵，宋怿，穆迎春.我国海水贝类养殖生产区划型管理现状分析及对策研究［J］.中国水产，2010（2）：21-23.

11. 齐钟彦.中国经济软体动物［M］.北京：中国农业出版社，1998.

12. 于瑞海，郑小东.贝类安全生产指南［M］.北京：中国农业出版社，2012.

13. 于瑞海.名优经济贝类养殖技术手册［M］.北京：化学工业出版社，2011.

14. 杨文，蔡英亚，等.中国南海经贝类原色图谱［M］.北京：中国农业出版社，2013.

15. 江尧森.海洋贝类加工技术［M］.北京：中国农业出版社，1996.

16. 谢宗墉，刘竹伞.水产品的食疗与健康［M］.北京：中国农业出版社，1995.

17. 彭汶铎，许实波，周勋国，虫草鲍鱼精保健功效［J］.中山大学学报论丛，1994（4）：206-232.

18. 高姗，徐康康，海洋药物研究简况［J］，中国实用医药，2010，5（18）：231-232.